I0102569

Talking about Lyme Disease and Morgellons in Chinese

By Xiaoxuan Cui

小崔博士说怪病

你所不知的莱姆病和毛加粒丝症

编著　崔晓暄

Copyright © 2016 by Xiaoxuan Cui

All rights reserved

ISBN-13: 978-0692769751

ISBN-10: 0692769757

献给我的父母

留给我的孩子

目录

§ 原谅别人、原谅自己

第二章　似虫非虫的毛加粒丝

洗头 § 泡澡的方法

清洁房间 § 床垫和床上用品 § 清理汽车 § 宠物 § 防虫 § 衣物 § 其他物品 § 自制消毒剂

排毒疗法 § 芳香疗法 § 催眠疗法 § 驱虫仪器

编者的话

如果有人说他皮肤下有虫爬，皮肤里向外冒有颜色和没颜色的细丝，医生差不多都会说他是"神经衰弱"，就是在委婉地说他在瞎想。我的一个害了怪病的亲戚就有这症状。如果不是为她寻医问药，我不会知道，迄今有 14,700 多个家庭在美国的毛加粒丝症研究基金会的网站上（www.morgellons.org）注册，自称患有这样的症状。病人称这种未知疾病为毛加粒丝症（Morgellons disease）。然而，除了亲自观察了这种病人的极少数医生外，美国的主流医学界都不承认这种病的真实存在。随着对这种未知疾病的研究，我又重新学习、认识了以前在教科书中学到过的另一个相关的怪病——莱姆病。绝大多数毛加粒丝症患者都同时患有莱姆病。莱姆病已经成为美国的第一大感染性疾病，它的患病增长速度远超艾滋病。莱姆病还可能是一些小孩患自闭症的病因，自闭症儿童中有四分之一患有莱姆病。莱姆病在美国很常见，我们耳熟能详的名人之中就有不少是莱姆病的患者，如小布什总统、著名华裔女作家谭艾美（Amy Tan,《喜福会》作者）、Alice Walker（普利策奖获得者，《紫色》的作者）、玛莎·斯图亚特(Martha Stewart，著名的电视主持人、作家、成功的女富豪)、影星李查·吉尔等。华裔作家谭艾美在谈及莱姆病对她的慢性折磨时不禁潸然泪下，莱姆病一度使她产生幻觉、不能阅读，差点断送了她视之为生命的写作生涯。不是身为患者，听到这两个奇怪的病名，都会感到离自己很遥远、不相干，只有不幸的患者才知道它们有多么痛苦甚至恐怖，而病魔有时会离你有多么意想不到的接近。在美国，这两种病的患者众多，在中国也一定不少，只是像在美国一样，太多的被误诊或漏诊了。我怀疑国内的那些所谓"恐艾症"者实际上可能就是莱姆病患者，至少，其中有莱姆病患者。

随着对这两个怪病的研究，我读到了一些在美国有关这两个怪病的历史、学术和社会分歧的饶有趣味、发人深思的故事；读到了许许多多患者的令人触目惊心、扼腕叹息的故事；也看到了美国医学界和学术界不同我以往所想的侧面。我把这些，连同在教科书中看不到的医生、患者交流的经验方法一并整理总结出来，以供对美国、对医学和健康感兴趣的人以及深受其苦的病人参考。我愿这本书能带给不幸的患者一份同情、一点放松、一些点子、一片希望。也愿通过本书，医生和大众增加对莱姆病、毛加粒丝症、蜱传疾病和其他寄生虫相关疾病的警惕和重视。

特此说明，此"说怪病"之小崔不是名嘴崔永元，也不是名人北美崔哥，就一混迹美国的中国草根。另外，由于医学界对莱姆病和毛加粒丝症这两个病尚缺乏研究，书中编述的疗法多有医生和患者的个人经验，有待研究和探讨。若考虑采用书中的治疗方法，还要征询医生的意见，自我用药是有风险的。

第一章　错综复杂的莱姆病

第一章　第一节　初识莱姆病

没听说过莱姆病吧，别以为你不可能得上它

20 多年前，我读医科大学的时候压根儿就没听说过有什么莱姆病，初次接触这个名词只是数年前在准备美国职业医师考试的时候。从教科书中得到的印象，莱姆病不过像地方性甲状腺肿一样，是个不足为患的小小的地方病，就算是生活在纽约那样的疫区，你若不去野营，野营时若没被蜱咬，蜱咬上以后你若没让它留置在皮肤上超过 36 小时——谁也不傻，哪儿能任由个虫子那么长时间地叮在身上不停地吸血呢——你就根本没机会得上莱姆病。退一步说，即使万一倒霉被蜱感染上了莱姆病，也没什么大惊小怪，只要吃上几天抗生素，就可以永除后患。直到两年多前，我因为亲人的疾患而开始留意这个疾病以及患者的故事时，才吃惊地发现，原来，莱姆病远不似教科书里所写的那样。它实际上是现如今美国的第一大传染性疾病，虽然不同地区发病率有高低之别，却是全国各地无一片净土，到哪儿都有这种病人。美国疾病防控中心（CDC）的调查显示，美国莱姆病每年的新增病例约为 30,000，须知这仅是被确诊上报的病例数，有更多被误诊、漏诊和未报的病例尚未计算在内，因此，CDC 有专家说，莱姆病在美国的实际每年新增患病人数在300,000 人以上。

莱姆病已不再是美国的地方病，而是一个日益上升的影响全球健康的问题。1999 年，《中华流行病学杂志》报道，我国至少有 23 个省、区人群存在莱姆病的感染，大兴安岭、小兴安岭、长白山、天山、阿尔泰山等林区的人群感染率在 10% 以上，秦岭以南林区感染率在 5%～10% 之间，平原地区在 5% 以下。关于莱姆病近年在中国的流行情况缺少统计报道。鉴于莱姆病在五大洲 20 多个国家的流行都呈扩大趋势，现今莱姆病在中国的流行状况必定会高出多年前的统计数据。

莱姆病绝不是难得易治的小病一桩，而是一种最易误诊，难以治疗，虽不很快要人性命，却长期摧毁生活，让人痛不欲生的可怕的疾病。

有趣的是，莱姆病在美国居然是具有丰富的政治色彩，似乎还隐藏着不可告人的秘密的疾病。我本是对政治不感兴趣的，自知没有政治头脑。可是，要详谈这个跟政治挂了钩的、颇具争议的疾患，却无法撇掉它涉及的政治成分。

莱姆病的发现

莱姆病虽然在美国早已存在，但得以被人们发现、认识仅有 40 来年的历史。这一疾病得名于它最初被发现流行的美国康州的两个小镇：莱姆镇和老莱姆镇。1975 年，康州卫生部接到一位居住在莱姆镇的母亲——莫蕊（Murray）女士的投诉：她的两个儿子都被诊断为少年类风湿关节炎，但是她本人、还有她知道的其他一些当地人也有类似的症状，这显然像是流行病而不是风湿病。一位分管康州的流行病情报官就此事联系了曾和他在美国疾病防控中心共事、后调任耶鲁大学从事风湿病研究的司迪尔（Allen Steere）医生。司医生根据莫女士提供的 39 名患儿的名单，召见了每一位患儿的家庭，他发现另外有 12 名成人也罹患少年类风湿关节炎的症状。在这些病人中，有四分之一在出现其他症状前曾经出现过怪异的环形皮疹。一名碰巧当时在耶鲁大学访问的欧洲医生指出，这种皮疹有似于在北欧常见的一种蜱虫叮咬的皮疹。1976 年，司医生检测了这些患者血液中的 38 种已知的蜱传播疾病的抗体和 178 种其他节肢动物传播的病毒，可是无一例阳性结果。回顾历史，他发现，早在1909 年，瑞典的一名皮肤科医生 Afzelius 就描述过一种扩展性的环形皮损，并推测它是由一种硬蜱叮咬所致，这种皮损后来被命名为游走性红斑。欧洲人的研究发现，这种皮损和另一种硬蜱叮咬所致的皮损——慢性萎缩性肢皮炎都对青霉素治疗有反应，这说明致病因素应该是细菌而非病毒。但是，司医生未能在莱姆病病人的关节液里检测出微生物。

直至 1981 年，这个迷才被 Willy Burgdorfer 解开。在此，我们就称这位因此而闻名于世的 Burgdorfer 为伯教授吧。伯教授意外地在鹿蜱的体内发现了一种螺旋体（螺旋体是一种细菌），他将这种螺旋体在特殊的培养基里培养后，发现它与莱姆病患者的血清发生反应。随后，他又从莱姆病人的体内培养出了同样的螺旋体。

伯教授是个值得一提的有意思的人物。上世纪五十年代，伯教授埋头从事的研究是人为地把致病的螺旋体，比如引起非洲回归热的螺旋体，导入硬蜱，然后用这种硬蜱再去感染实验动物。他开发了给大批量硬蜱感染病原体的技术。请注意，伯教授那时使用的蜱同是 20 年后在莱姆镇和老莱姆镇传播莱姆病的鹿蜱——真是够巧的，巧得让人不禁心生疑窦。伯教授关于莱姆病螺旋体的这一重大发现似乎得来全不费工夫，简直就是上帝故意扔给了他一个大馅饼，该论文发表于 1982 年 6 月份的《科学》杂志。国内外有多如秋之落叶的科研人员，一生都梦寐以求着能有一篇文章发表在《科学》这样的世界顶尖杂志上。我曾遇到过一位中国大哥，牛人，没说几句话，你就会知道，他有篇文章发表于《科学》。伯教授作为文章的第一作者名声鹊起。伯教授的大名被光荣地授予他所发现的这种螺旋体，这可是留名千古的荣誉——中西观念不同，在中国，越是尊敬一个人，越要避讳称名道姓；在西方，我要是用你的大名来叫我的狗，那说明我爱戴你、敬重你。

我读过两个欧洲人写的一篇论文：《莱姆病——欧洲人的看法》，文章回顾了欧洲自1883年就开始的对莱姆病的皮肤和神经系统表现进行观察研究的历史，只是那时它还不叫莱姆病，也没有个特定的名字。到了1930年，Hellerstrom医生首先将蜱咬、移动性红斑和神经系统异常联系起来，对疾病的面貌有了更完整的了解。1974年，Weber医生报道，一个病人在出现移动性红斑后并发了脑膜炎，接受静脉注射青霉素后获得了好转。据此，他排除了蜱介导的病毒感染的可能，提出病原体可能是螺旋体。然而，包括Weber医生在内的欧洲学者可没有包括司医生和伯教授在内的美国学者那么好的研究运气，欧洲人研究了100多年的病，美国人却从开始发现此病，只用五、六年的时间就弄清了病因和传播途径。以至于我在读这篇欧洲人的论文时竟隐隐地感觉到作者似有一种忿忿不平，因为所有跟此病沾边的医生、学者的名字都被写在文章上面了，独独没有最关键的病原体发现者——伯教授的大名，伯教授被用"美国"来指代了。要知道，伯教授可是旅美瑞士人，咋能就一点儿都不被算作欧洲人了呢？咱们中国人就不这样，咱们连获诺贝尔奖的美籍德裔的中国女婿都当作自家人般引以为荣。

莱姆病是天灾还是人祸？

许多美国人认为，莱姆病是个政府制造的人祸。你若用 Lyme disease（莱姆病）和 Plum island（李子岛）进行网上查寻，就会看到一些勇敢、执着的美国人民在这方面进行调查研究的更多细节。在纽约长岛的东面有一个四面环水的小岛——李子岛，上有高度保密的生物学实验室，官方名称为：李子岛动物疾病中心。岛上有荷枪实弹的士兵驻守，戒备森严，出入小岛的唯一途径是受到严格控制的渡船。李子岛实验室是二战以后由纳粹分子 Erich Traub 按照自己以前的生物武器实验室的模式设计建成的，还有人称 Traub 为李子岛的教父。Traub 是纳粹德国生物武器工业的大头头，用病原微生物感染蜱和蚊子乃是他的专业特长。要知道，Traub 曾经直接效命于纳粹种族屠杀的最大刽子手——Himmler，照理说，应该为其欠下的血债在纽伦堡受审的。然而，Traub 没受审也没坐牢，却被美国人才引进了。看来，有一技之长到啥时候都管用。也不知 Traub 在建设李子岛时是否会不安好心，故意遗留安全漏洞，使受感染的蚊子、蜱得以泄漏出去。李子岛上曾进行过室外蜱实验。蜱尽管不习水性，无法泅水渡海，可是完全可以搭乘海鸟的便车，飞往他乡。况且，焉知工作人员中就一定不会有别有用心的狂人，偷着带一盒子蜱出来，散播出去？李子岛距莱姆病首先爆发的小镇——老莱姆镇仅 10 英里之遥；莱姆病的最高发病区——长岛东部距李子岛仅仅 2 英里。这些事实叫人想不信李子岛泄漏了生物武器都难。

当然，如上所述没有官方证实，也无法得到官方证实，信不信由你。

2007 年，当一个电影制作组为制作关于莱姆病的纪录片，到伯教授家采访他时，突然来了一位不速之客，说："我得到最高指示，前来监督你们的采访，有些事情伯教授不能说。"

哪里有真正的言论自由呀？我猜，伯教授可能很想说出点什么，有人在声讨伯教授呢："伯教授，你若是不把你知道的秘密说出来，你手上就沾着无数莱姆病人的血！"

如果 1975 年莱姆病的暴发真是生物武器泄漏的结果，莱姆病本身并不是在 1975 年才出现的新生疾病，莱姆螺旋体在地球上存在已久，只是 1975 年特殊的集中性暴发才引起了医学界的格外关注。

第一章　第二节　莱姆战争

"莱姆战争"一词是我从媒体上学来的，我鼓了几鼓勇气才来谈谈这个跟医学有关的政治问题。因为自己在政治面前只是个幼童，所以我怕谈政治，可是，又实在是觉着读到的那些故事好玩，不讲心里总痒痒。我在这里谈政治其实只为与读者分享故事。

莱姆战争是一场没有刀光剑影，但见狗血纷飞的软战争。虽然不用真枪实弹，也有着一幕幕仇人见面分外眼红的情景，和坐着轮椅、拄着拐杖、手持死去亲人照片的人们神情凝重、大义凛然地伫立广场的悲壮场面。它的引子不过是学术分歧。学术分歧有的是，大家不都是在学术杂志上争论争论就得了，何至于打起大规模口水仗来了？还打个没完没了？还真有那么多人成了这个战争的牺牲品？除了莱姆病，好象也没见过医学界因为对哪个疾病的观点有分歧就打起这样旷日持久的意识形态之战的——据我在墙头观望，还是美国内战，足见莱姆病的不同寻常。

两派阵营

如同执政党和在野党的斗争，莱姆之战在传统西医界分为两派阵营：一边是强势的主流医学派，学术代表是美国感染病学会（IDSA），控制着主要的学术阵地，包括教科书；另一边是弱势的反主流派，学术代表是国际莱姆及相关疾病学会（ILADS）。两派后面都有各自的支持团体。ILADS 后面站着广大病友及病友的亲友团。IDSA 后面据说是躲藏着保险公司和研发疫苗的制药厂，而且，越看越让人隐隐觉着好像不止如此，不然，就为保险公司报销不报销抗生素这点事，也不至于让 IDSA 那么顽固偏执地在学术上走极端吧。

学术分歧

2006 年 5 月，ILADS 主席拉菲尔（Raphael Stricker）致函《临床感染病》（Clinical Infectious Disease）杂志，要求该杂志撤回 IDSA 发表的关于莱姆病的诊疗准则。拉主席认为，该文的作者选用偏颇的资料来支持他们制定的这些准则，而无视诸多已发表的与之观点相悖的证据。

拉主席在信中说："关于莱姆病的诊断和治疗存在着明显的争议，我们对这个疾病的认识还在不断加深。但是，IDSA 就这样在非常薄弱的证据上制定出来一套准则，实在不负责任和有失妥当。这套准则的那些制定者完全排斥来自病人、其他学会医生乃至他们 IDSA 成员医生的有分歧的意见，把本来有极大异议的说成是板上钉钉的，严重误导广大病人和医务工作者。"

拉主席还在信末附上了一张表，列举 IDSA 的观点偏激、论据偏颇以及与 ILADS 的重要分歧之所在。我将此表的主要内容进行了摘译，见表 1。

表 1. IDSA 和 ILADS 的主要分歧

IDSA 的观点（主流派）	ILADS 的观点（反主流派）
莱姆病难得易治 • 莱姆病很少见，只出现于有数的几个地方 • 容易诊断 • 莱姆病的化验可靠 • 治疗罕有不力 • 慢性莱姆病不存在	**莱姆病和一些合并感染使病情复杂，需要在诊断和治疗上进行临床判断。** • 莱姆病和其他蜱传的合并感染正在蔓延 • 蜱传合并感染使莱姆病治疗更难 • 莱姆病化验不可靠 • 莱姆螺旋体难以清除，治疗失败比我们预料的更为普遍 • 长期抗生素治疗对于持久的莱姆病看来有效而恰当 IDSA 的准则以偏概全，会导致每年成千上万的病人被误诊和剥夺治疗，造成公共卫生的负担，因为这些病人中，许多发展为慢性和残疾。
牛眼型皮疹总是莱姆病的重要症状 • 绝大多数感染了莱姆螺旋体的病人表现有移动性红斑（一种牛眼型皮疹） • 没有皮疹而有皮肤以外的症状者不常见 • 更为隐袭形式的神经莱姆病相当罕见	**莱姆病往往是一种神经系统的疾患，而不是个皮肤病。** 　　只有 35%～68% 的病人表现有移动性红斑，而有多达 40% 的病人发展为周围或中枢神经系统的损伤。IDSA 过分强调皮疹，否认许多常见的神经症状，会导致漏诊和随之而来的晚期病的流行。 　　IDSA 引用的许多研究是有缺陷的，因为他们选用的研究对象都是有牛眼型移动性红斑的，而把没有皮疹表现的莱姆病人排除在外，人为地造成了高皮疹发生率的假相。而且，IDSA 准则一点也没有参考已有的大量莱姆病精神病学文献，制定准则的委员中也没有一个精神病学家。

化验检查可靠且必需	临床判断是必需的，因为化验会漏掉超过一半的确实的病例。
单纯的临床所见不足以对无皮疹表现的莱姆病人做出诊断，必须由化验来证实。	诊断应当根据临床体征、症状、病史、接触史和病程。当实验室检查不是一个"金指标"（非常敏感、准确，至少95%的敏感性）时，临床判别就必不可少。就莱姆病而言，FDA（美国食品药品管理局）批准的检测试剂盒只有36%～70%的敏感性，所以，化验只可以用来对临床诊断起支持作用。既然及早治疗是取得良好疗效的关键，为什么IDSA非要提倡一个过分严格的诊断程序，致使很高比例的没有皮疹的病人转为慢性？
美国疾病防控中心（CDC）的"监控指标"应当被用于诊断	过分刻板地采用CDC标准会使高达75%的实际病例漏诊
血样当采用CDC建议的双层程序（如果ELISA化验为阳性，还要用蛋白印记法来证实，二者皆为阳性，方为阳性。）进行检测。	CDC明确地声明，这个规定只是以监控为目的，意图不是用于临床诊断。
14～28天抗生素包好无疑	这种生长缓慢、善于躲避的螺旋体经常需要更长的抗生素疗程
没有信得过的生物学证据表明，在接受了按照推荐方案治疗的莱姆病人中存在有症状的慢性感染。	抗生素治疗失败大量出现于采用了标准疗程的病人中，较长期限的抗生素治疗可能是必需的。特别是在治疗延迟和病菌已经广泛扩散时，即使在强劲的免疫反应和标准的抗生素治疗下，莱姆螺旋体仍然可以在人和动物体内存活数月或数年，多个研究都证实了这点。如果保险公司一如既往，机械地采用IDSA这种对治疗的限制，广大的慢性莱姆病人就得被迫倾家荡产，自掏腰包，负担这昂贵却是有望救命的治疗。 　　由于IDSA的这个以一概全的准则，大多数穷病人被排除在医治之外，医疗质量当然就会有失水准。
抗生素无法帮助慢性莱姆病人	大多数慢性莱姆病人通过抗生素治疗得到改善
● 对于在接受了建议用抗生素方案治疗后仍有慢性（≥6个月）主观症状的病人，抗生素没有被证实有效，因而不予建议使用。 ● 很多病人治疗后的症状更像是日常生活中的痛苦，而不是与莱姆病或其他蜱传疾病有关。	临床和科研证据显示，长期的抗生素治疗可以明显地提高慢性莱姆病人的生活质量。莱姆病感染持续存在的潜在危害远远超出长期使用抗生素可能出现的副作用。既然长期口服抗生素对于长痤疮的人都被认为是足够安全的，它对于慢性莱姆病人当然也正当合理。而静脉给药则理所应当适合于顽固性病例，或者那些中枢神经系统明显受累的病例，它的风险也会由一个技术熟练、作风严谨的医生降至最小。

孕妇对患有莱姆病不用担心	孕妇应当被详细告知蜱传疾病的风险
没什么证据表明先天性莱姆病综合征会发生。	莱姆病和其他蜱传感染可以从一个受感染的孕妇通过胎盘传染给胎儿，可能会引起并发症或死胎。
在美国南方没有莱姆病	在美国南方，有许许多多本地莱姆病的病例记录
（制定准则的）委员们并未获悉有任何一例莱姆病人确实是在马里兰州和弗吉尼亚州以南的任何一个州的当地获得感染的。	在南方各州，临床医生、军事基地和卫生部均有当地的莱姆病记录。鉴于及早治疗是取得好结果的关键，南方的医生和流行病学家应该保持开放的思想，把莱姆病作为鉴别诊断。一线医生如果被告知莱姆病很罕见，基于这种成见，就会造成漏诊，导致未来的晚期病的流行。

　　简而言之，正统派说：我们做医生的就该钉是钉、铆是铆，讲究个铁证如山。如果没有真凭实据证明你是确凿无疑的莱姆病，我们就不能给你试验性地按莱姆病治疗；既然化验不出来你有什么病，你就是身体没病，定然是你自个儿瞎琢磨出来的，该去看精神科。我们做医生的就是这么认真负责，决不搞葫芦僧断葫芦案。

　　反正统派说：化验检查不靠谱时，医生的判断更靠谱，看着像的病人就该及早给予治疗，不能死教条、一刀切、贻误治疗时机。我们做医生的就该以病人为本，别搞葫芦僧断葫芦案，把自己治不好的病人都当作精神病。

　　2009 年，德国疏螺旋体学会的主席——哈教授（Hartmut Prautzsch）见 IDSA 诊疗准则的影响已经蔓延到了欧洲，使对莱姆病人的诊断和治疗受到了极大的限制，觉得不能坐视不管，即发表文章，立场坚定地表达了对 IDSA 诊疗准则的反对。哈教授除了在诊断标准、慢性莱姆病的存在和难以治疗方面持有与 ILADS 一致的观点，他还特别指出，在欧洲，莱姆病常常扩散至全身，包括中枢神经系统，因此，治疗时应该采用能够透入中枢神经系统的抗生素。然而，IDSA 建议的那种口服低剂量的强力霉素、或阿莫西林、或头孢呋辛的治疗无法透入中枢神经系统；相反，米诺霉素、吉米沙星和静脉用三代头孢菌素却可以在中枢神经系统内浓集较高的浓度；而且，与 IDSA 的观点相左的是，脉冲式给药、酮内酯类抗生素、碳青霉烯、吉米沙星，这些都被证实具有它们的优越性。

病人纷纷加入反对主流医学的阵营
★ 一个悲催的莱姆病人的自述：

我在 1998 年感染了莱姆病，人们都说我真走运，因为我有牛眼样的皮疹，可以及时确诊。可是，我的血液化验检查总是阴性，尽管我的腰穿结果是阳性，我的保险公司仍然拒绝给我报销静脉注射抗生素。接下来的两年，我就被疼痛干惨了，我失去了一切——我的生意、房子和家庭。我带着我的病历到老兵医院寻求帮助，可是他们不停地给我换医生，还时不时就把我的病历搞丢了，光是头几个月，我就给了他们三次病历，可是他们却根本没给我任何帮助。这个病又影响到了我的心脏，我在其他医院做了两次心脏手术。在第二次心脏手术时我感染了金黄色葡萄球菌，那个医院给我治疗的感染科医生说，对于我的莱姆病，目前干啥都晚了，啥都治不了它了。现在，我的关节一天到晚地疼，什么都干不了，我的精神非常脆弱，每天都哭，每天夜里我都祈祷快让我死了吧。

★ **病人对主流医学界的失望**

一位生活在美国俄亥俄州的病人在身上发现了硬蜱和典型的牛眼型皮疹，去看他的家庭医生，家庭医生却说："你的化验检查是阴性的，俄亥俄州也不是莱姆病的疫区，所以不能诊断为莱姆病。"

病人就说："有皮疹和硬蜱的证据还不够吗？"

医生说，我说不能给你治疗就不能给你治疗，一点儿都不违法，不满意您就另请高明。

这病人忠实地看了这个家庭医生 14 年却遭此无情抛弃，怎不伤心。

他把从狗身上收集到的蜱拿给医生们看，每个医生都说："绝对不可能，俄亥俄州就没有传播莱姆病的蜱。"他又与 CDC（疾病防控中心）联系，心想，这么高级的学术机构总该有一丝不苟的学术态度吧，总该有兴趣看一眼这些跟他们的观点不一样的东西吧，更何况，这还是关系到公众健康的事情。结果却是 CDC 也没人理他。

为什么莱姆病人及其支持者能够成立起反对主流医学的组织？怎么没见什么糖尿病、冠心病、艾滋病等等其他类病人集体对主流医学造反？既然引起了这类病人的普遍不满，只能说明主流医学在这个方面出了问题。主流医学界都爱张口闭口地讲科学数据，难道那些许许多多、实实在在的病人的切身经历就不是数据？就全都是假象，不足为证？

★ 我要是莱姆病人的话，当然会这样想

IDSA 说 3 个星期的抗生素治疗就可以使 95% 的病人得到治愈，所以，每一个确诊的莱姆病人，只需口服 3～4 个星期的抗生素就完事大吉。这种说法和做法让人难以接受，就算你那所谓的 95% 是真的，怎知我就不是那 5%？你敢打保票吗？你不在乎拿我打赌，我还在乎呢。我要是那 5%，3、4 个星期不管用，得要半年，我若听了你的，这辈子不就毁了？况且，你放眼看看，有那么多病人就是这样被毁了，何止 5%？我不要医生跟我玩概率，用我的小命赌，我一点儿都输不起。对你来说是 5%，对我个人就是 100%。

IDSA 否定长期抗生素的作用，果真如其所言，为的是捍卫抗生素的药物作用，抵制引起耐药性的滥用？可是抗生素早就被农民伯伯滥用了。鸡鸭鹅鱼、猪牛马羊，哪个不是饭一样地吃着抗生素长大的呀！抗生素的药效就只有靠牺牲慢性莱姆病人的治疗机会来维护？这岂不成了人不如鸡？谁要是慢性莱姆病人，谁也接受不了。

★ 病友建议：看莱姆病，就找"莱姆通"

经常能看到莱姆病人在向同病相怜的病友们介绍经验时说："你要是怀疑自己是莱姆病，千万不要看感染科医生，一定要找'莱姆通'。"

据说小布什也是看了 11 个医生后，最终找到了一个"莱姆通"医生，还有和这个医生的热情合影——当然，这只是江湖传说，无缘向小布什求证。

在美国，被病人称之为"莱姆通"（Lyme literate physician）的医生不但对莱姆病有丰富、全面的知识和经验，而且无视正统和经典，敢于给病人长期使用大剂量抗生素治以及其他疗法。正因如此，他们往往成为保险公司和医学委员会的攻击目标。

理想中的医生首先应该有开放的思想，不论叫不叫"莱姆通"，都不该对病人一概而论，既不是把瞅着沾点边的病人都给扣上"慢性莱姆病"的大帽子，都给吊上抗生素；也不是不管病人是啥样，我只死守教

科书。

政治斗争

2006 年，康州当时的总检察长 Richard Blumenthal 开启了一项对 IDSA 的不信任调查，称：我们发现，IDSA 最具权威的专家组成员存在秘密的经济利益。制定莱姆病诊治准则的专家组，对于非正统医学疗法的选用，以及对于慢性莱姆病的证据，不正确地予以忽略或贬低。这些诊治准则是否反映了全部相关的科学，存在严重的疑问。

医学主流们则纷纷发表文章或讲话，谴责这种外行政客不尊重科学，粗暴干涉内行专家的行径。有人说，IDSA 的委员根本不存私利，倒是莱姆病人的激进组织走上层路线，与有权势的政客勾勾搭搭，用政治来打压学术。

这件事情的结果耐人寻味。2008 年，IDSA 要求庭外和解，并同意重新组建一个新的独立专家组，评估老的准则。2010 年，新专家组一致表决通过，坚决支持老一套准则。几乎与此同时，康州和麻州分别在 2009 年和 2010 年通过立法，保护医生给慢性莱姆病人长期开用抗生素的权利。医学和法律各玩各的。现在，至少有钱的莱姆病人能有医生看病了，保险公司不给报销抗生素没关系，咱有的是钱，还在乎那点小意思？保险公司也没意见，你用自个儿的钱把自个儿泡在抗生素里我也不在乎，反正我依旧有官方准则卡着指望我们掏钱的病人。这天下就是有钱人的天下。有类似立法的还有加州、罗德岛、New Hampshire。得了莱姆病又不差钱儿的病人可以选择去这些地方看医生。

学术泰斗——司迪尔

前面提到过的那位在美国发现、观察、研究、并报道了莱姆病的第一人——大名鼎鼎的司迪尔医生，堪称主流医学界的旗手，有着非同寻常、波澜壮阔的人生经历。让我们来回顾一些司医生做出医学上这一重大发现的有趣细节。

1975 年 12 月 20 日，司医生当时年方 33，风华正茂，辉煌人生的序幕开始逐渐展开。那天，他还是耶　鲁大学的一名 fellow（做完住院医以后的专科培训阶段），一个名叫莫蕊的中年女艺术家走进了他的诊室。莫女士说，她得了这种怪病已经有好几年了，她总是虚弱无力、头痛、关节肿痛，有时严重到无法坐起。她看过的那些医生开始以为她是红斑狼疮或者类风湿，可是她所有的检查都是正常的，最后，多数的医生都说她是精神不正常。有个医生跟她说："你知道吗？有些时候，人们潜意识里希望得病。"

司医生多才多艺，有着温文尔雅的艺术家气质，要不是因为打篮球伤了肌腱，他本会成为一名小提琴家的。艺术家气质的司医生对眼前这位艺术家病人自然而然有一种惺惺相惜之情。他耐心地倾听，细致地询问，这让辗转、折腾、煎熬了几年的莫女士顿时有了一种终于找到了组织的欣慰。莫女士到底是艺术家的素质，不乏热情与联想，她对自己的病做了大量笔记，还把自己的病与亲人、邻居和朋友中同样的病例联系起来。司医生曾经在美国疾病防控中心工作过两年，对流行病有着职业性的敏感。第二天，他就组织了一队人马，开始按照莫女士提供的相似病例的名单进行家访。由此，司医生凭着他艺术家般的工作激情和科研热情，30 来年发表论文 200 多篇，至今仍然作为学术权威人物活跃在讲坛上，说不清是在培育还是误导着第 N 代徒孙。

司医生热爱自己的研究，似乎为捍卫自己研究、定义起来的莱姆病的纯正度，置个人安危于度外。上世纪 90 年代，他眼见着有些医生把貌似慢性疲劳或疑病症的病例都当作莱姆病收编，对这种把"莱姆病"视为杂物箱的做法气不打一处来，对有的医生不按要求给那些没有确凿诊断证据的病人使用抗生素极为不满。于是，司医生慷慨激昂地发表了一篇文章，扯起一面大旗，竭力批判莱姆病被过分地诊断、过分地治疗。要说司医生，那可是莱姆病诊治方面的祖师爷。在一句顶一万句的司师爷的带领下，主流医学界旗帜鲜明、坚定不移地否认慢性莱姆病，否定抗生素对慢性莱姆病的作用。司医生树起来的这面旗帜，至今还在主流医学界招展飘扬。

保险公司为有司医生这样的学术权威而欢呼雀跃——有这样一位宝

贝学霸提出这样的宝贵意见，这可给咱省了老鼻子钱了。司医生以及其他 IDSA 莱姆病委员会的成员，还代表或支持保险公司，出庭指证一些医生滥用抗生素、丧失职业医师水准。在他们的这种帮助下，有的医生就遭殃了——执照被停、诊所关门、家庭破产、房子没收，也不能再看病人了。

痛苦而绝望的病人们和亲友团怒不可遏，拍案而起，纷纷揭起了司医生的老底——你这司白狼，蛇蝎心肠，拿活人做试验。你自己就说过："在以前的两个研究中，……我们为了观察莱姆病后抗体形成过程，特意自始至终不给一些莱姆病人用抗生素治疗。只有用这种方法，我们才能确定在生病的各个阶段抗体的反应。"你 1977 年还写文章说抗生素对莱姆病不起作用呢，现在你又嗖地一转身，变成说抗生素超有作用，21 天包好了。你批判长期抗生素的作用，不就是想为你研究的疫苗开拓未来的市场？

连那位最先因莱姆病向司医生求助并以为找到了救星的莫蕊女士，后来也站到了司医生的对立面。莫女士可谓司医生事业上的贵人，没有莫女士，司医生大不可能成为莱姆病研究的开山鼻祖。可是司医生却没能为莫女士减轻任何病痛，并最终也像其他医生一样，把她的痛苦归咎为精神作用。

愤怒的病人和病人的支持者给司医生打电话、写信、谴责、声讨、甚至恐吓司医生，还有人在他的办公室楼前立个大牌子，上写："你还要杀多少人！"更有甚者给司医生的电脑上发布了一条信息："灭了司医生的行动日程已经启动"。

为保护司医生人身安全，司医生的工作单位给他配备了保安，另派一人每日全副武装，检查寄来的包裹里是否暗藏炸弹。

司医生还真被吓着了，不敢再接受采访，躲了起来，据朋友说，只敢穿着马甲，用化名发表意见了。那时候，进他的实验室和办公室都像是探监，要经过层层大门、重重大锁和警报。司医生觉着自己是具有浪漫的音乐家气质的科学家，不善政治，不愿就有关莱姆病的政治问题发表意见。但是追随司医生并乐于谈政治的人不少。他们说，为什么那么多的人非要说自己是慢性莱姆病人，而不承认自己是心理精神疾患呢？不就是因为用人单位都不愿意招用精神有问题的雇员吗？不就是因为保险公司不给报销长期的心理学治疗吗？所以，他们就硬要给自己带上个可以救药的疾病——莱姆病的帽子，哪个医生不给他们戴，他们就攻击哪个医生。

司医生曾对《纽约时报》记者小戴感叹："We've come to have the idea in America that it is possible to cure anything and that everyone could be well, and it's even their right to be well, and they should be angry if the medical profession doesn't make you well."翻译过来，大意就是：我们牛 B 的美国人呀，以为美国是世界上最牛 B 的国家，医生也该是牛 B 的，能把他们的身体都拾掇得牛牛 BB 的，保持牛 B 是他们的权利，医生如果做不到，那他就是二 B，他们就该对他泄愤。

司医生在说这话时，还诚然不知中国人更牛 B。没见在中国动不动就有医院被砸、医生护士被打被杀被游街的吗？美国人再牛 B，充其量不过就是游游行、示示威，而且干这些事前还得先申请警察批准。写个恐吓信啥的也只敢匿名。别说拳脚相加了，谁胆敢对医生护士说一句"你想找死呀"之类的气话，就会被铐进班房。你看，司医生招了那么多人恨，人家现在依然在吃香的、喝辣的，当着学术泰斗。

司医生还对记者说：我是一片冰心在玉壶，为的是保持医学界严谨的学术作风、严格的医疗秩序。你看我这儿存的病人的血样，海了去了。为了什么？为了要研究出来治疗莱姆病的方法。要是有人说吃糖球可以治莱姆病，我也不拦着，糖球毕竟没毒副作用。可抗生素是会有毒副作用的。我也是爱病人的。我们不舍昼夜地研究，为的就是科学地找到一个好办法。

草莽英雄——卜舟涩

卜舟涩（Joseph Burrascano）是一位反正统派的领袖人物。这位卜领袖是纽约的一名诊治了许许多多莱姆病的医生，自上世纪八十年代就开始撰写，并定期更新，及时修正自己的一套莱姆病的诊疗准则，发布于 ILADS 的网站，至 2008 年，已是第十六版。卜领袖的诊疗准则反映出他在抗生素治疗莱姆病方面确实经验丰富，观察体会细致入微。本书中采用的许多观点和疗法，特别是抗生素疗法，主要以卜老师的诊疗准则为蓝本，我在此谨向尊敬的卜老师表示由衷的感谢！

卜领袖曾经在参议院的听证会上与司泰斗针锋相对、当庭辩论。主流医学界认为司泰斗的学术研究才是高端大气上档次，对这位名不见经传的小卜同学嗤之以鼻——谁呀他是，一点科学研究都没做过，还自吹看过 1000 多个莱姆病人，还自吹他那套方法已被翻译成三种语言。看我非查他个底儿掉不可，看我非罚他个山穷水尽不可。

为了整治莱姆病治疗中不合规范的现象，美国医学委员会在全国范围内调查给病人长期用抗生素治疗的医生，其中被揪出来进行整治的最大的典型就是卜领袖。还有一位有名的莱姆通医生——翟舟涩（Joseph Jemsek），被医学委员会停了行医执照，被保险公司罚破了产。这两位医生豪杰姓氏不同，却碰巧同名舟涩（Joseph），他俩要是都叫"顺溜"，兴许不会这么倒霉？

1993 年参议院听证会上，司泰斗曾痛斥卜领袖是过度诊断、过度治疗莱姆病的一名主犯。8 年后的一天，貌似司泰斗的"粉丝"的《纽约时报》记者小戴，看到落魄的卜医生在瓢泼大雨中站在曼哈顿街头等候公共汽车。卜医生告诉小戴，在他头上悬了十来年的剑终于落下来了，他已经受到了几个月的审查。眼前这位老卜，眼睛浮肿，声音嘶哑，对小戴说："兄弟，哥为应对审查已经几天几夜没睡觉了，也为此用光了所有的钱。哥不能休假，哥的孩子们都即将上大学了，哥拿啥来给他们付学费呀！哥实在是山穷水尽了。哥跟你说，老司和医学委员会那套做法就是医学界的麦卡锡主义。他们就是想通过消灭反对派医生来解决一个多年的医学争议。抗生素是可能产生副作用，可是很少发生。难道只因为那鲜有可能发生的副作用，就舍弃拯救生命的机会吗？"

第一章　第三节　关于硬蜱和莱姆螺旋体

硬蜱

　　我只见过互联网上的硬蜱，从未眼见过实物的硬蜱，也许见过，只是不认识，错当作小蜘蛛或小蚂蚁忽视了。大学中，初次接触"硬蜱"一词，想当然地把它设想为花大姐（瓢虫）样的，这个错误的臆想一直跟了我二十年。直到一年多前，我真正去深入学习莱姆病时才吃惊地发现，原来，很多时候硬蜱比蚜虫还小，而且丝毫没有花大姐的美丽而温柔。硬蜱不但长相不让人待见，还传播多种微生物——细菌、病毒、寄生虫——一点儿不夸张，硬蜱是真正的杀人不见血的小魔鬼。

　　硬蜱不是唯一的传播莱姆病的媒虫，跳蚤、螨、蚊子、臭虫以及咬人的飞蝇都可以传播莱姆病。但是科学家对这些昆虫的传播机制的研究几乎为零，而对蜱的研究较多，乃至于一些医生信誓旦旦、摇头晃脑地说："莱姆病只是通过蜱来传染的！"我看过的一个纪录片《Under our skin》（译为《在我们的皮肤下》）里就有这么一位医生。不知为不知，咋能不知为不是呢？

　　蜱传染莱姆病的过程说来就像《昆虫记》里的故事。

　　蜱自卵孵出有三个生长阶段：幼虫、若虫、成虫，每个阶段只进食一次。无论哪一段，蜱一旦开始进食，就向宿主的血液中释放一些特殊的化学物质。这些物质中有螺旋体的化学信号，如果被吸血的动物体内刚好存在螺旋体，这些螺旋体一经感受到蜱唾液中的化学信号，就会马上进入血液，流向硬蜱吸附的地方。大多数硬蜱幼虫在刚出生时是未感染螺旋体的。随着幼虫开始进食，莱姆螺旋体即通过宿主动物的血液进入原本未被感染的硬蜱幼虫的肠道。越是晚期生长阶段的硬蜱，进食的时间越长，幼虫一般进食 3 天，若虫要 4、5 天，成虫则会吃上 7、8 天。硬蜱从宿主身上喝足了血后就掉落下来，消化食物，蜕皮进入下一阶段，成虫则产卵繁殖。

　　幼虫的活动高峰在八月份。它们微小如针尖，让人难以发现。它们更容易在那些贴着地皮跑的小动物，如老鼠的身上搭上便车、喝血用餐。它们在吃饱喝足、消化吸收、成长蜕皮之后进入若虫期。新长成的若虫即进入过冬，来年春天方开始活动。若虫有如罂粟籽大小，它们自五月份开始直至整个夏天都很活跃。成虫在十月份或者十一月初蜕皮而出，开始觅食。成虫经常爬到草叶或者茎杆的顶端，对过路的宿主翘首以待。与幼虫和若虫相比，它们更偏爱大一些的动物，如鹿、马、狗、人。吃饱的成虫即准备过冬，没找到宿主来吃的硬蜱则待到冬去春来再找不迟。如果冬天特别温暖的话，饿着肚子的硬蜱也会从冬眠中醒来觅食。未得进食的硬蜱成虫有着惊人的耐力，有的甚至不吃东西还能活上 5 年。

春天，每个成虫在生产 2 至 3000 枚卵后，便寿终正寝，了此一生。所幸卵和幼虫的死亡率很高，它们是许多昆虫和节肢动物，如蚂蚁、蜘蛛、黄蜂等的美食。鸟儿们也吃很多硬蜱，而且常在硬蜱产卵之前。

糟糕的是，携带莱姆病螺旋体的硬蜱的种群在增加，而且，硬蜱也在向新的地盘不断扩张。如果拖着一块白色法兰绒在草地上走过 20 米长，在美国的有些地方竟可以发现有多达 1200 个硬蜱附着到这块法兰绒上。这些都直接归咎于人类对于自然环境的打扰和破坏。人类捕杀狮子、豹子等食肉动物，砍伐森林，致使老鼠之类的小型动物借机过度繁殖；而过度使用杀虫剂又杀死了大量以硬蜱的卵和幼虫为食的昆虫以及吃蜱的鸟儿。这里，我忍不住要叹息一下我们中国人对鸟儿的无情。什么鸟在中国没人吃呀，越是稀罕的鸟，中国人越是觉着好吃。我曾在网上看过有人炫耀吃了美味的孔雀肉——那么好看的鸟他也舍得吃呀！我现在居住的佛罗里达州的街道上经常可见一些鸟儿在闲庭信步，气质高贵优雅的有丹顶鹤和火烈鸟，体态肥硕笨拙的颇有几种野鸡、野鸭、野鹅。每每见到这些安全感十足的鸟儿，我就不免感叹，这要是在中国，它们早成了下酒菜了。我认识的一个加国生美国长的印度裔穆斯林朋友，听说中国人吃鸽子，十分惊讶，他说："鸽子怎么能吃呀？它们像老鼠一样脏。"不管外国人不吃鸟是出于爱鸟还是嫌鸟脏吧，在这一点上，我们应该向不吃鸟的国家学习。What goes around comes around，人类对自然界的生态破坏终使人类自食恶果。

莱姆病还不是蜱传播的最凶险的疾病，它还传染如：死亡率高并常留下后遗症的森林脑炎；Powassan 病，致死率 10%，50%的幸存者遗留神经系统的损害；落基山斑疹热，同样也可置人于死地；等等。

如何拿下咬人的硬蜱

为避免操作过程中接触蜱，最好戴上手套。用细头镊子在贴近皮肤处夹住蜱，越贴近皮肤的部位越好，用垂直皮肤的持续而稳定的力量向外拔。切忌扭动和抽动，因为这样容易使蜱的口部断开、滞留在皮肤里。这是唯一正确的方法，其他民间流传的用火柴烧、用指甲油或凡士林闷等土法，都会延长蜱在皮肤内的滞留时间，而且会刺激蜱将胃内的感染物吐入人体。另外，切莫挤压或针挑蜱，避免蜱的唾液和体液外泄，天知道这个蜱的体内都带着些什么病原体。当蜱一经拿下，就用水和肥皂彻底清洗挨咬部位，之后涂上酒精或消毒液。协助拿下蜱的人也需要洗手。还有，别忘了清洗消毒使用过的镊子。

预防蜱咬

千万不要以为你平日总遭各种虫咬，惯了，就对啥虫传播的疾病都自然产生了免疫力。我读过一个病人的博客，生病以前，她虽然已 50 开外，却依然精力充沛，因为一向热爱户外活动、热爱农场，所以，几十年来被各种虫咬是她的家常便饭。当她在眼见着有许多硬蜱的农场度假时，乃至当身上出现硬蜱咬的包时，她还以为此次挨咬同以前的无数次挨咬一样。可是这一次却是不同从前了，她被莱姆病击倒了。

提高防范意识，当不分地区差别。诚然，你如果在莱姆病高发区的草丛里走上一遭，肯定比在低发区的草丛里风险大，不过，无论在哪儿的草丛、树林里走，你都得加同样的小心。别问那么多人做同样的事情都没事，咋可能就我有事儿？跟人比运气的事靠不住。

进入树林、草丛时要穿长袖、浅色五紧服，浅色衣服使硬蜱易于被发现。穿长袜，裤腿要塞在袜子里。硬蜱易于附着于头皮或头发上，不易被发现，因此要戴防护帽。即使是曾经感染莱姆病并得到治愈的人，仍有再度感染的可能，所以照样得加小心。在野外时，而不只是回家后，就应当时常互相查看身上是否有蜱。硬蜱怕干燥，从外面回来后，将脱下来的衣物放在烘干机里烘几分钟，也可以杀死蜱。

有人建议在房前屋后定期喷洒化学杀虫剂。可是，这样年复一年地杀将下去，院子里的虫子也许少了，杀虫剂却全到自家种的水果蔬菜里了。更何况天长日久，完全可能把偏好杀虫剂这一口儿的硬蜱拣选出来，喝着杀虫剂苗壮成长。消灭户外和自然环境中的蜱的一个有机而环保的方法是饲养珍珠鸡，珍珠鸡最喜欢吃蜱。鸡吃蜱，人吃鸡，多么的一举两得。

驱虫药
★用于皮肤的：

- DEET（避蚊胺原药）：浓度<10%时，有效间期 1～3 小时；10%～30%浓度的有效间期是 4～6 小时。如果和防晒霜同时使用，会使人体对 DEET 的吸收增加。注意：不要让其在皮肤上留置过夜，避免误入小孩的眼睛。

- 香茅（Citronella）精油：5%～15%时，作用仅维持 20～30 分钟。

- 柠檬桉精油（Lemon eucalyptus）：驱蚊虫作用可达 2～5 小时，但对蜱无效。

- Picaridin：无气味，无油腻感，对皮肤的刺激小，不损伤塑料和纤维布料。浓度为 20%的 Picaridin 作用可持续 8～10 小时。注意：不要让其在皮肤上留置过夜，避免误入小孩的眼睛。

- 罗浮山百草油：可用于皮肤涂抹或居室喷洒。

★用于衣物的：

- 苄氯菊酯（Permethrin）：5%，用于喷衣物、鞋子、蚊帐、露营用品。它需要直接接触昆虫来起驱虫和杀虫作用，对于蜱和蚊的效果非常好。用苄氯菊酯处理过的纺织物，经五次洗涤后要重新喷洒。

莱姆螺旋体
螺旋体早于人类几十亿年就出现在地球上了，形态上很像卷曲的头发，螺旋形，更像是微小的虫子，高度活跃。螺旋体共有 200 多种，并非所有的螺旋体都对人有害，有的螺旋体还参与构成肠道的正常菌群。引起莱姆病的螺旋体属于疏螺旋体类，主要有三种：伯氏疏螺旋体、afzelii 疏螺旋体、garinii 疏螺旋体，除此之外，还有其他一些疏螺旋体也被发现可以引起莱姆病的症状。虽然伯氏疏螺旋体在美国更为常见，而 afzelii 疏螺旋体和 garinii 疏螺旋体多见于欧洲和亚洲，不过这三种疏螺旋体在三大洲均有，而且也不乏同时感染这三种疏螺旋体的病例。疏螺旋体在微生物界里十分独特，与其他细菌——那些简单的原核细胞相比，它具有更多的复杂的真核细胞的特征：有细胞骨架和线性的染色体，还有浆膜周围的鞭毛使之能够快速向化学信号活动。事实上，它最初被划为原虫而不是细菌。莱姆螺旋体在活组织中就像高度活跃的螺丝锥形的虫子，一路钻过去，穿墙透壁，活动自如，可以侵入身体的任何部位，而且在乳汁、精液、泪液、尿液中都可能检测到。

第一章　第四节　莱姆病的特点

莱姆病分期和症状

莱姆病通常被认为有三个阶段：早期、扩散期、晚期。早期是感染莱姆螺旋体后的最初数天至数周；扩散期是数周至数月；晚期是数月至数年。晚期，螺旋体已经侵入了身体的许多部位，成为一种慢性疾病。这是一种过于简单化、不甚准确的说法，实际上，这一疾病的发展过程在不同的人身上可以完全不同。晚期阶段可以在几个月的时间里就表现在一些人身上，也可以历时数年才出现在另一些人身上。莱姆病的症状非常多，范围之广涵盖人体的每一个系统，而且症状随着感染而迁移。

第一阶段：早期局部感染（蜱咬后 1～30 天）

早期局限性莱姆病是指出现孤立的皮疹。大多数皮疹是扁平的红斑，典型的皮疹表现为中心部分深红色，而且变硬变厚，外缘保持红色，介于中心和周边的部分颜色消退，呈向外扩展的牛眼样的环形皮疹，被称之为慢性移动性红斑，常于蜱咬后 3～30 天出现。只有三分之一的病人出现慢性移动性红斑。移动性红斑的颜色也可以均匀一致。红斑可以没有异常感觉，也可以发热或发痒，通常出现于蜱咬处或其附近，且不断扩大。病人可有发热，症状如同感冒。如不予治疗，红斑常持续 2～3 周。少数病人可以出现多发性移动性红斑，并非多个蜱咬所致。也有些皮疹表现不典型。典型的牛眼型皮疹并不普遍。但是病人如果出现了这种特征鲜明的牛眼型皮疹，却是不幸中之万幸，有了它，莱姆病就确诊无疑了，抗生素治疗就马上开始吧，只有趁早治，才有可能彻底清除掉莱姆螺旋体。大约三分之一出现移动性红斑的病人到此为止，莱姆病不再继续进展；而另三分之二病人的症状则进一步发展。

★ 识别移动性红斑：

- 大小：多数直径在 16 厘米左右，也有大到 70 厘米者，通常红斑直径都大于 5 厘米，但也有少数直径小于 5 厘米。

- 形状：典型的形状为圆形、椭圆形或环形，偶见三角形或条形。皮疹通常平或稍凸起，一般没有脱屑。

- 增大：通常以每天几个厘米的速度扩大，几个星期后消退，也有的持续时间短暂。

- 颜色：多数为红色，可以有中央颜色的消褪，更为常见的是均匀一致的红色，有时也可呈现为中央颜色比外周深。

第二阶段：早期播散期（蜱咬后数周至数月）

在出现局部感染数天或数周后，病原体由血液和淋巴扩散，最常见的是骨骼肌肉和神经系统的症状、及心脏的症状。

- 间断性游走性关节炎：主要受累的是大关节，尤其是膝关节，小关节、肌腱、关节囊也可受累。像莱姆病的一些其他症状一样，关节炎呈间歇性、周期性发作，每次发作持续约一周，三分之二的病人大约每两个半月发作3次。而且，不知何故多于月圆之日加重。关节炎发作期，关节肿胀、热、痛，但通常不红，也不像化脓性关节炎那样严重。有些病人只表现为间歇性关节痛，而没有炎症。如果不治疗，随着时间，关节炎发作的频率和严重程度逐渐降低，累及的关节越来越少，即使不治疗，一般在10年后，便不再发作。有10%的病人会遗留关节炎后遗症，损伤骨和软骨。
- 神经损伤：最常见的是颅神经（支配头颈部的神经）损伤，如果一个病人出现双侧面神经损伤（面瘫），则应高度怀疑为莱姆病。各种各样急性神经问题，被称之为神经螺旋体病，包括面瘫、脑膜炎引起的头痛、脖子僵硬、对光过敏、等等。轻度脑病可以引起记忆丧失、睡眠障碍、情绪改变。急性神经根病也较常见，表现为急性运动功能丧失、电击样痛、感觉功能丧失、皮肤感觉异常。多发的不对称性无力也很常见。周围神经病：表现为间断性感觉异常，在体检时最常见的发现是下肢远端的震动觉降低。
- 心脏改变表现为房室传导阻滞，心悸和因心跳异常而引起的头晕。
- 眼部损伤：表现为虹膜炎、角膜炎、血管炎。
- 移动性红斑可以播散至跟蜱咬无关的部位。
- 疏螺旋体淋巴瘤：在北美病人中十分少见，多见于欧洲，表现为发紫的肿包，小孩多出现于耳垂上，而大人则多见于乳头上，极少数的病例出现在其他部位：阴囊、鼻子、上肢、肩膀。通常只有乳头上的才有疼痛感。这种淋巴瘤是淋巴细胞和其他炎症细胞在皮肤局部的聚集。也有一些非莱姆病的病因会引起同样的反应，例如接种疫苗、纹身、佩戴首饰。

第三阶段：慢性莱姆病（感染后数月至数年）

几个月后，如果未加治疗或者治疗不充分，病人可能继续发展为慢性症状，影响身体多处，包括脑、神经、眼、关节、心脏。实际上，未经过早期症状，直接进入慢性阶段的病例大有人在。慢性患者趋于每月有 4～7 天症状发作或加重。绝大多数慢性莱姆病人主要受损的是神经系统。

- 神经系统的症状可有：瘫痪、神经痛、麻木、手足刺痛、背痛、注意力困难、短期记忆障碍、极度乏力。慢性脑脊髓炎可能会逐渐进展，出现认知损害、腿脚无力、步态奇怪、膀胱失控、头晕。

- 少数未经治疗的病例还可能会出现明显的精神失常，可以表现如精神分裂、躁郁症、焦虑、妄想、幻觉。

- 慢性萎缩性肢皮炎：在美国很少见，多出现在欧洲和亚洲，主要是由 Afzelii 疏螺旋体引起的。少数病例的这种皮损由早期游走性红斑直接发展而来，而绝大多数是未经治疗的莱姆病人出现的一种晚期症状。常伴随有周围神经病、肌肉痛和皮损下关节的损害。通常，在蜱咬后 6 到 36 个月后，肢体的局部出现肿胀，多为单侧，偶有双侧，并逐渐发展为紫癜样的炎症。肿块多位于关节附近，颜色淡红或暗红，逐步扩大、增多，可伴有多个浅黄色纤维结节，可有压痛、自发性肢端痛、感觉异常、麻木等表现。慢慢地，中央的皮肤呈现萎缩、变薄、透明、干燥、呈瓷白色，有皱纹，皮下浅静脉的轮廓隐约可见。皮损表面的汗毛脱落，汗腺减少。皮损处，轻微的碰撞或擦伤即可招致创面大而愈合缓慢的溃疡。与游走性红斑不同，慢性萎缩性肢皮炎不能自行消退。

同样感染了莱姆螺旋体，轻重可以大不相同

在莱姆病中有诸多的影响因素，莱姆螺旋体的感染虽然是致病的基础，可是如果有一个强健的免疫系统，感染并不会使人发病。然而，免疫系统这匹骆驼的背上被压上了重金属、麸质蛋白、酪蛋白、真菌、各种毒素、营养不良、精神压力、情绪抑郁等如此多的负荷后，现在又坐上来一个大块头的莱姆螺旋体，这可怜的骆驼就会不堪重负，轰然倒地。

莱姆螺旋体有数种，有不同的毒力和器官亲和性。通常说来，伯氏疏螺旋体的感染力更强，引起组织，特别是关节的炎症反应更重。莱姆螺旋体的种类、进入人体的部位和数量、人的免疫力的强弱，这些差异使莱姆病人的症状差别很大。有的病人症状轻微，逐渐自愈；而有的病人可能一开始就症状严重，对于强大而积极的抗生素治疗，效果甚微。莱姆螺旋体的感染也可以非常隐袭，从感染到症状明显甚至可以长达数年。

莱姆神经病

莱姆病对神经系统的感染可以表现得或早或晚、或轻或重，中枢和周围神经系统都会受累。莱姆螺旋体在感染后不久，7 到 14 天内，即入侵脑脊液（就是脑子里的水，人人脑子里都是有水的）。中枢神经系统的症状取决于患者免疫系统的能力、疏螺旋体的种类和从感染到治疗的时间间隔。并发症包括：假性脑膜炎、淋巴细胞性脑膜炎、亚急性脑病、脑脊髓炎。

- 假性脑膜炎：表现为颈项僵硬，常伴有头痛，脑脊液化验可以为正常。

- 淋巴细胞性脑膜炎：产生于淋巴细胞（血液中的一种白细胞）在脑膜上的高度聚集，有时候这种炎症可以扩展到大脑实质。难以与其他类型的脑膜炎区别。三分之一的病人会伴有颅神经病（支配头颈部的神经）的暂时性病变。约一半的患者伴有轻度的脑病。

- 亚急性脑病：是最常见的神经系统症状，表现为记忆力障碍、抑郁、失眠、疲劳、易怒、头痛、思路杂乱，大脑的学习能力、注意力、感觉——运动协调能力、解决问题能力、获取信息能力出现不足。

- 疏螺旋体感染中枢神经系统对于认知力——即感觉、记忆和思考，造成很多不良影响。这种影响在成人身上表现得比儿童突出、严重。比如，病人可表现为走在自家房子前却不能意识到这是他的住所；或者病人在街上游荡却不知所往。在给这种病人治疗时要想到，他们可能没有能力自己按时服药。

- 大脑萎缩常见，少数病例中脑白质和脑干都会遭受损害。莱姆螺旋体除了直接破坏神经系统，还会激活大脑中的一些非神经细胞，如小胶质细胞，使它们产生引起大脑萎缩的物质。

- 螺旋体聚集的部位会出现神经纤维脱髓鞘。神经纤维如同电线，而髓鞘就像是电线外面的包皮。这种脱髓鞘改变与多发性硬化的病变相同，因此，莱姆病有很多症状与多发性硬化相似，很多病人被误诊为多发性硬化。多发性硬化是一种原发性的（即原因不明的）脱髓鞘病，它的治疗不同于莱姆神经病。

- 莱姆螺旋体感染或许还是一些人发生老年痴呆的原因。有研究在老年痴呆症患者尸检的大脑中发现了伯氏疏螺旋体，而且其分布的位置与老年痴呆症特征性病理改变的部位相一致。

- 周围神经系统受累可表现为：肢体感到麻木、刺痛或有虫爬感，面肌无力和放射性疼痛常见。

- 面神经瘫多发生于蜱叮咬在头颈部者，通常在发际线附近，螺旋体被直接注入面神经附近的部位，并转移至面神经中的结缔组织，引起炎症。部分面神经瘫（面瘫）更多见于小孩，其中三分之二的病人只累及一侧。

- 当一个病人出现亚急性脑病、周围神经病和莱姆病样关节炎这三个方面的症状时，高度提示莱姆病感染。

莱姆病的其他并发症
★莱姆心脏炎

表现为心跳节律或传导的异常、心肌心内膜炎、心包炎，部分房室传导阻滞是最常见的。主要症状：心悸、胸痛、气短。

★莱姆眼疾

视神经病、神经性视网膜炎、结膜炎、角膜炎、葡萄膜炎、玻璃体炎，急性和慢性葡萄膜炎是最常见的并发症。

★莱姆耳疾

也很常见，耳鸣、声音过敏、运动病、眩晕、平衡障碍、突发感觉神经性耳聋。

★神经性低血压

症状包括：心慌、头晕、发抖（尤其是当长久站立或用力过后）、怕热、眩晕、虚脱或近乎虚脱、必须坐下或躺下。这种情况容易与低血糖混淆。神经性低血压是由自主神经病和内分泌失调所致，直接的支持性治疗是扩大血容量，即补充盐和液体。

★莱姆病对于内分泌腺体的影响

莱姆螺旋体直接破坏腺体，并且在神经系统内影响对腺体分泌起调控作用的下丘脑的功能。

- 10%的莱姆病人会出现自身免疫性甲状腺炎，因此需要化验甲状腺功能。
- 女性病人可以有 DHEA（脱氢表雄酮）、雌激素和孕激素的缺乏。
- 男性病人可有 DHEA 和雄激素的缺乏。
- 莱姆病影响代谢功能，所以患者中体重增加者常见。
- 肾上腺会逐渐疲乏耗竭，不能再维持皮质醇的高水平，皮质醇逐渐下降至低于正常水平。这时，病人会感到难受、极度疲劳，睡多少觉都感到困倦。

★精神异常

莱姆病甚至可以没有任何躯体症状，只是完全表现为精神异常。我曾在 Youtube 上看到一个 20 多岁的漂亮姑娘就是如此。有一天，她突然间莫名其妙地焦虑不安起来，情绪不稳，对周围环境产生古怪、异样的感觉，比如：感到扭曲变形的墙壁向她压来，感到自己从身体里脱壳而出。她去看精神科医生，医生给她进行了化验，才发现她原来患上了莱姆病，同时还伴有其他几种蜱传病原体的感染。似乎，在美国，精神科医生对莱姆病的意识普遍比内科和感染科的医生强，我看到不少病人的经历，都是精神科首先给病人做出了莱姆病的诊断。

儿童莱姆病可能只表现为行为异常、精神异常、多动症、或学习障碍。网上看到一个母亲这样讲述儿子的患病情况：

我儿子患有莱姆病。他从学校回来时，肚子上有个牛眼样的皮疹。我带他去看儿科医生，医生给他用了 21 天的阿莫西林，疹子退了，我也就放了心。直到去年，我儿子开始出现奇怪的症状：头疼、抑郁、疲劳，等等，而后他又突然没来由地用刀割他自己。我带他去看心理医生，她问我儿子是否得过莱姆病。可是那是六年前的事呀，而且，那时医生不是说都治愈了吗？心理医生给我联系了一位"莱姆通"医生。经过 3 个月大剂量抗生素治疗，我儿子现在又是个快乐的孩子了，但是我们仍然在给他进行全面治疗。

在美国，自闭症的发病率显著增高，平均每 68 个小孩中就有一个自闭症。有研究显示，四分之一患自闭症的小孩有莱姆病，这就让人很容易推测，发病率不断增高的莱姆病即使不是致使自闭症增多的祸首，也是一个重要原因。

家长、医生在面对一个突然出现行为或精神异常的孩子时，当考虑到是否有莱姆病的可能，莱姆病毕竟是一种虽然顽固，但通过不懈努力最终能够治愈的疾病。别让孩子丧失了机会。

慢性莱姆病是名副其实的疑难杂病
★慢性莱姆病几乎总是伴有合并感染

慢性莱姆病与早期阶段完全不同，主要在于免疫系统受到全面的抑制，致使螺旋体得以长存并发展，而且各种合并感染伺机抬头。慢性莱姆病人几乎无一例外的合并有多种蜱传疾病的感染，如：巴贝西虫、巴尔通体、埃立克体、无形体、支原体、病毒，偶尔也有酵母菌，甚至是线虫感染。在莱姆病的早期，在免疫系统尚未受到广泛损害以前，如果合并感染的病原体总量很低，而且莱姆病得到治疗，很多其他蜱传微生物都可以被免疫系统限制和清除。但是慢性病人，由于免疫力受到抑制，合并感染的那些病原体趁机兴风作浪、制造祸端；以前即潜伏于体内的各路小鬼，比如疱疹病毒，一见政府失控，也会跳出来趁火打劫。

合并感染引起更严重的临床表现，更多的器官受损，病原体也更难被清除。所以，真正的临床上见到的莱姆病，尤其是在疾病的晚些阶段和症状较为严重者，可能代表的是复杂的混合感染。

★慢性莱姆病治疗中需要注意：

病情的严重程度与螺旋体的数量、病程以及合并感染的存在成正比，这些因素也直接与达到治愈所需的治疗强度和疗程成正比。

其它降低抵抗力的因素——如严重的精神压力、服用免疫抑制剂——也会使病情加重，因此，莱姆病人要绝对禁用皮质激素和免疫抑制剂。

没有哪个单味药或单一治疗可以使慢性莱姆病人康复，只有涵盖各个方面的综合性治疗才有望使病人恢复健康。

莱姆病和妊娠

国外首例莱姆病经胎盘传播的病例报道于 1985 年。一名 28 岁的孕妇在怀孕的前三个月内感染了莱姆病，未予治疗，在怀孕第 35 周娩出的新生儿有广泛的心血管畸形，并在出生后一周内死亡。尸检发现，脾、肾和骨髓内均有莱姆螺旋体。2 年后，又有一例报道，24 岁的孕妇在怀孕早期感染莱姆病，未治疗，足月产下一死胎。在胎儿的心、肝、脑、肾上腺和胎盘里都检测出了莱姆螺旋体。

孕妇若患有莱姆病，胎儿有更高的发生早产、流产、死胎、神经系统发育异常、自闭症、和先天性莱姆病的风险，但是也有的莱姆病妈妈生出的孩子完全正常。

感染了莱姆病的孕妇如果在孕期保持足够剂量的抗生素治疗，就会极大地降低生出染有莱姆病的婴儿的可能性。孕期，由于体内激素水平的改变，莱姆病的症状反而往往变得轻微。但是产后，莱姆病又会猛然回头，造成极度的疲乏无力，还可能会出现极其严重的产后抑郁症。此时，家人的帮助和支持使产妇得到充足的休息就变得格外重要。

由于莱姆病母亲的乳汁中也可以有莱姆螺旋体，因此，莱姆病母亲不宜哺乳。

实验室检查

莱姆病缺乏敏感的早期诊断的实验室检查，更多依赖于临床诊断，实验室检查的作用只是用来支持诊断而不能作为诊断依据。不知国内哪个医院或是科研单位对莱姆病抗体的化验搞得全面透彻。如果化验技术不是十分可靠，化验结果当然信不过。

★莱姆螺旋体抗体检测

最常用的两种检测血液中抗体的方法（ELISA 和 Western blot）对莱姆病而言都非常不敏感。在感染后 2 至 4 周内，只有大约一半的患者能够被检测出抗体。血液中的抗体只有在感染的播散期，即蜱咬一、两个月以后才能显著增加。但是，随着患病时间的进一步延长，细菌会发生改变，可以回避免疫细胞的识别，抗体产生反而减少。加之，这些抗体在进行抵抗螺旋体侵略者的斗争中被结合成复合物，使得它们更不容易被检测到，因此，随着感染的进展，血液的化验检查却变得越发不敏感。这也是为什么，在抗生素治疗开始后并且逐渐走向康复的时候，随着结合抗体的细菌数量下降，有 36%的原本化验阴性的病人反倒会转为阳性，也有人会表现出抗体增高、增多。只有在成功治疗数年后，这种血液化验的阳性反应才开始消失。

★关于莱姆病的检查还包括：抗原俘获、尿抗原、PCR，各有优缺点。

★腰穿

由于即使腰穿的结果是阴性，也不能排除莱姆病，所以一般不建议做腰穿。莱姆螺旋体抗体在脑脊液中检出阳性者，大多数只见于莱姆脑膜炎患者，而在非脑膜炎性的感染者中几乎见不到，甚至即便是在有脑膜炎的晚期患者中，也只有15%可以在脑脊液中检出阳性。

★莱姆病的血常规和血沉通常正常。

★脑核磁共振：有神经系统病变的莱姆病人，脑核磁共振可有脑室旁白质的点状损伤，与脱髓鞘病或炎症性疾病表现相似。

★CD57 检查

CD57 细胞是血液中的一种具有天然防御作用的自然杀伤细胞。慢性莱姆病人的 CD57 细胞严重受抑，CD57 水平低的患者有更多的神经系统症状、更多的合并感染。CD57 降低的程度显示莱姆感染的活跃程度，也预示治疗后是否会复发。CD57 并不随着治疗而上升，在螺旋体感染得以控制前，它始终保持低水平。如果在一个疗程的抗生素治疗后，CD57 依然没有达到正常范围，那么，停药后复发几乎是必然的。CD57 甚至可以被用作一项简单而便宜的筛查检验。一个病人如果 CD57 高，那么他很有可能不是莱姆病。

莱姆疫苗无觅处

1998 年 Smithkline Beecham 公司研发的莱姆病疫苗进入市场，2002 年 2 月，这一疫苗就因引起的副反应过多和缺乏市场需求，而从市场上撤出。目前，世界上尚没有针对莱姆病的免疫预防手段。

第一章　第五节　莱姆病的诊断

一些"莱姆通"医生采用的诊断指标和诊断标准

莱姆病诊断指标	相对值
在流行区的蜱接触史	1
病史和症状随时间的演变与莱姆病相符	2
系统性的症状和体征符合莱姆螺旋体感染（排除了其他可能的诊断）:	
单一系统，如：单关节炎	1
两个或更多个系统，如：单关节炎和面瘫	2
移动性红斑（经医生证实）	7
慢性萎缩性肢皮炎（活检证实）	7
血清学阳性	3
成对比较血清转化现象	4
组织的显微镜检：银染	3
组织的显微镜检：单克隆免疫荧光	4
螺旋体培养阳性	4
莱姆螺旋体抗原重获	4
莱姆螺旋体DNA/RNA重获	4

诊断：

　　高度可能为莱姆病：……………………≥7

　　可能为莱姆病：……………………5～6

　　未必为莱姆病：……………………≤4

注意与多种疾病鉴别

　　莱姆病被称作"超级模仿者"，因为它的症状可以和很多病相似，并因此常被误诊为其他疾病，例如：多发性硬化、帕金森病、脊髓侧索硬化、强直性脊柱炎、神经退化性疾病、格林巴利综合征、横断性脊髓炎、类风湿关节炎、人粒细胞无形体病、落基山斑疹热、细菌性或病毒性脑膜炎、蜂窝质炎、接触性皮炎、慢性疲劳、纤维性肌痛、痛风和假性痛风、系统性红斑狼疮、自身免疫性疾病、等等。

没挨过蜱咬，也会患上莱姆病

硬蜱，特别是其幼虫和若虫非常小，叮咬在人身上又不痛不痒，使人不易觉察。在美国，只有 25%～30% 莱姆病患者能够回忆起被蜱咬的病史。而且，硬蜱并非传染莱姆病的唯一一种媒虫，跳蚤、臭虫、虱子等都可能传播莱姆病，只是有关研究太少。感染了莱姆病的孕妇可以将螺旋体传给胎儿，引起流产、早产、死胎、畸形、神经系统障碍等，这种垂直传染可以发生，但不是必定发生。由于莱姆螺旋体还会出现于感染者的阴道分泌物、精液中，所以，它可以像性病一样，传染给性伙伴。

我有莱姆病吗？

有一些治疗莱姆病的医生认为，如今，尽管不是大多数，也有相当多的美国人是莱姆病的携带者。莱姆病是机会主义者，它容易传播，但是对于大多数人，如果身体的抵抗力足够强健，它就受到抑制。当身体由于某些原因，如年龄、压力、营养缺乏、重金属、合并感染等，变得衰弱时，莱姆螺旋体便得以滋生，引起症状。多数感染者有症状，但是症状的严重程度差别很大，轻者可能只表现为慢性颈项痛、或坐骨神经痛、或肾上腺疲劳、或甲状腺功能减退、抑或胃食道反流。

我就怀疑自己可能有轻度的莱姆病，不是为故弄玄虚才如是说，我有怀疑的依据。首先，我在莱姆病的高发区生活了十年之久，这期间，也曾钻过树林子、也曾趴过野草地，对莱姆病却无任何防患意识，没有采取过任何防范措施。其次，我有非典型性的症状：除了胃返酸和甲状腺功能减退，几年来还倍受脖子和肩膀痛的煎熬。我只要一耸肩，颈椎就卡巴山响——正是莱姆病人中常见的、被医生称为"莱姆耸肩"的体征。我的颈肩不只是响，还疼，时常由肩膀一直疼到脑袋里，更严重时会恶心，这是最难耐的时候，因为此时心情也跟着坏了，充斥于内心的只有一个声音：人生怎么这么累，这么苦啊。这不是无病呻吟，确是我的真实情况。好在这种状态通常只持续一天，不敢想象，要是天天如此，像许多慢性莱姆病人那样，该是怎样的煎熬啊！

我还没给自己诊断为莱姆病，也没做过相关检查，现在仍然把我的颈肩痛归咎于脊柱侧弯，把甲状腺功能减退归咎于甲状腺炎，把胃返酸归咎于吃多了辣子。可是，我尽管深深感动于狗狗们忠心耿耿的动人事迹，也非常渴望养条狗，却终究只敢活动心眼儿，不敢动真格儿的。我担心，假如我真有潜在的莱姆螺旋体的话，宠物带来的细菌、寄生虫会把莱姆病这一笼中怪兽放出来。

"恐艾症"者会不会是莱姆病？

下面是我摘录的一则中文媒体关于"恐艾症"的部分报道：

2009 年，中文网站上出现了一些自认为患有"阴性艾滋病"或"未知病毒"的组群。这群患者自己总结了共同的症状：舌苔白、长绒毛，有白色念珠菌感染，腹泻、肠鸣，牙龈发炎、口腔溃疡，皮肤压痕明显且不容易消退，皮下出血点、紫癜，皮疹，厌食，盗汗严重，肌肉关节疼，关节响，全身肌肉跳动，胸闷，迅速消瘦，疼痛，虫爬感。2010 年 1 月，在中国 CDC 的帮助下，59 名患者在北京地坛医院接受检查。通过排除 HIV、梅毒等感染和一些常规性检查后，北京地坛医院出具了临床报告："多数无明显器质性病变，少数生化检查异常者，亦与其主诉的临床症状不相符合。从躯体症状和神经症性症状两个角度进行评估，考虑主要为精神因素所致。"

这些患者的症状和经历与诸多慢性莱姆患者多么相似呀！让我没法不怀疑，这种所有检查都是阴性的"恐艾症"有可能实际上是"莱姆病"。

第一章　第六节　合并感染

　　硬蜱是多种病原微生物的载体，除莱姆螺旋体外，最常见的还有巴贝西虫、埃立克体、巴尔通体。在美国的一些莱姆病流行地区，甚至有60%的莱姆病人合并其他微生物感染。最多见的合并感染是巴贝西虫，极少数情况还有森林脑炎的合并感染。对于莱姆病人，任何一种合并感染都会使原本就已脆弱不堪的免疫系统崩溃，使得症状更为严重复杂，治疗效果更差，恢复更加缓慢而困难。

要识别合并感染，先要清楚典型莱姆病感染的特点：

- 以病毒性感冒样症状逐渐起病。由于没有特异性，生病之初常被当成普通感冒而忽视。
- 多系统的表现。在播散期，往往不只是身体的一个系统受累，较常见的是关节痛加上认知障碍（大脑功能异常）。
- 游走性。例如，首先是膝盖痛，随着时间，疼痛减轻，而肘和肩却又开始疼起来，当关节痛都慢慢平息后，头痛又越来越重。
- 关节僵硬、响亮的关节摩擦音，尤其是颈部。
- 头痛：多在后脖颈，疼痛经常与僵硬和咔吧作响的颈项有关。
- 午后发烧：多数莱姆病人上午体温低于正常，而于午后体温升至37.2℃以上，没有发汗，常被忽视。
- 疲倦、精力差，经常感到急需休息或下午小睡，尤其是当出现脸部潮红、体温升高时。
- 以四个星期为活动周期的莱姆螺旋体，症状的消长大致以 4 周为一轮。
- 对治疗的反应十分缓慢。治疗之初多数都有症状加重（赫氏反应），几个星期后才开始出现改善，其间还会穿插每个月的症状发作。如果治疗结束得太早，起初的好转经过几个星期后会逐渐被症状复发所代替。
- 少数病人出现移动性红斑。

巴贝西虫

巴贝西虫是一种原虫，就是由单个细胞构成的寄生虫。虽然只有一个细胞，可是它的结构却远比细菌复杂，在行为上更像是动物。巴贝西虫像引起疟疾的疟原虫一样，侵犯、破坏红细胞，产生与疟疾相似的症状。巴贝西虫的生命周期是 2～3 周。

巴贝西虫感染可以表现为症状轻微的亚临床状态，也可以表现为暴发性危及生命的疾病。亚临床感染者因其症状往往被误归于莱姆病而被忽视。即使是症状轻微者或感染数年后者，也可能会出现治疗后复发，引起严重的疾病。

单纯巴贝西虫感染的症状有：头痛、疲劳、厌食、肌肉痛、关节痛、发冷、发热、盗汗、平衡感轻度失调、胸闷、气短、干咳等。如若合并感染莱姆螺旋体，那么起病会更急，症状更加严重，出现剧烈头痛、溶血性贫血、高热、寒战以及中枢神经系统的症状，有些病人会出现横断性脊髓炎（一种上、下肢功能受累的脊髓发炎）。破碎的红细胞阻塞毛细血管和微血管，致使脾、肝、肾脏发炎，脾脏作为清除破碎细胞的器官，首当其冲受到攻击。

合并感染巴贝西虫可能是有些莱姆病人在充分抗生素治疗后仍不见好转的一个原因，因为治疗莱姆病的抗生素对巴贝西虫不起作用。

化验检查对诊断巴贝西虫不敏感也不可靠，往往需要根据临床表现来进行诊断。

★提示巴贝西虫病的症状线索有：

- 起病更加急骤，常起于突发高烧、严重头痛、出汗、疲乏，让人容易意识到出现了感染。

- 多汗，特别是在夜里。

- 严重气短，需要叹息样深吸气。没有原因的干咳。

- 头痛可以很严重，为整个头部的钝痛。

- 严重疲乏，休息也不能缓解，活动使之更重。

- 头脑迟钝，反应减慢。

- 头晕，更近于一种站立不稳的感觉，而不是眩晕性的或体位性的。

- 症状周期短，每 4～6 天发作一次。
- 通常有贫血，也可有血小板减少，外周血涂片可见红细胞内有疟原虫样寄生虫。
- 高凝血状态。
- 少数情况下可有脾大。
- 非常严重的莱姆病可能提示巴贝西虫感染，它使莱姆病症状加重，治疗的效用减弱。

巴尔通体

巴尔通体是一类革兰氏阴性细菌，包括多个种类，猫抓病和战壕热是其中两种不同类型的巴尔通体感染。战壕热是在第一次世界大战时发现的一种由虱传播的感染，大多发生于无家可归者。猫抓病由猫或猫的跳蚤传播，60%的猫都感染此细菌，但是猫通常无甚症状。此外还有一些巴尔通体通过蜱、白蛉、咬人的苍蝇传播。蜱传巴尔通体似与猫抓病不同，比如，临床表现上符合巴尔通体特征的病例，标准的巴尔通体血液化验却常常为阴性，而且用于治疗巴尔通体的常规抗生素也只是抑制症状，并不能将其永久清除。

症状可有：淋巴结肿大、发热、疲劳、乏力、脾大、厌食、头痛、咽炎、皮疹、结膜炎、肌肉和关节酸痛、骨痛。

巴尔通体感染更多地引起精神症状，甚至表现为躁郁症或自闭症。典型的巴尔通体合并莱姆病感染的症状有：尖锐如锥刺的头痛、严重畏光、焦虑或精神病症状、神经病、灼性神经痛、明显的心脏或肠道问题，有些病人皮肤上出现不褪去的条纹。

有动物实验显示，巴尔通体可以通过胎盘，这意味着它可以从母体进入胎儿。

★提示合并巴尔通体感染的线索：
- 中枢神经系统的症状远重于关节肌肉的症状。如果一个病人没有或只有轻微的关节症状，但是有严重的脑病样症状，当考虑有巴尔通体感染。

- 明显的中枢神经系统受激惹的症状，可有：抽筋、颤抖、失眠、癫痫、情绪激动、焦虑、情绪大起大落、冲动、危害他人或社会的行为。
- 消化道症状：胃炎、下腹痛（肠系膜淋巴结炎）。
- 脚掌痛，尤其见于早上。
- 沿着四肢，特别是大腿外侧、小腿、偶尔沿着上臂分布的有压痛的皮下结节。
- 有时有全身淋巴结的肿大。
- 上午发烧，通常在 37.2℃ 左右，可有微汗。
- 对相应的治疗反应迅速，一般在抗生素治疗开始几天后症状即可改善，不过，如果停药过早，几天内症状即出现反复。
- 可有丘疹或有似于妊娠纹的蛇样紫红色条形皮疹，尤其多见于有消化道症状的病人。
- 头痛多在头的前部。
- 以极度焦虑为首要症状，同时伴有神经病症状，如灼痛的患者，应高度怀疑合并巴尔通体感染。

埃立克体

埃立克体是一种革兰氏阴性细菌，通常侵犯白细胞，所引起的疾病由其侵犯的白细胞的类型而命名，有两类：粒细胞埃立克体病、单核细胞埃立克体病。症状可有：发热、头痛、肌肉痛、关节痛、乏力、血小板减少、白细胞减少、低血钠、恶心、呕吐、厌食、皮疹、结膜炎、咽炎、草莓样舌、生殖器或口腔溃疡、畏光、思维不清、步态异常、肝脾肿大。这种感染可以呈现为暴发性，如不治疗，甚至会危及生命。轻度的慢性感染形式亦存在，尤其是在与其他蜱传播的病原体共存的时候。

由于埃立克体的化验检查不是很靠得住，所以临床诊断仍然是首要的诊断手段。

★提示合并埃立克体感染的线索：

- 以发热、强烈的头痛、虚脱，急骤起病。

- 头痛为尖锐的刀割样，常于眼后。
- 肌肉痛，而非关节痛，可轻可重。
- 白细胞降低。
- 肝脏转氨酶升高，偶尔可见红细胞内有包涵体。
- 偶尔可见散布性血管炎性皮疹，分布于手掌和脚掌（不到 10%的病人）。
- 对相应治疗的反应迅速。

第一章　第七节　赫氏反应

什么是赫氏反应？

赫氏反应最先是在治疗梅毒时发现的一种身体反应。一种说法认为，它是由死亡破坏的病原体所释放的毒素引起的；另一种说法是，受破坏的病原体触发身体产生了强烈的炎症反应。

梅毒和虱传回归热（二者都属螺旋体）可以产生非常强烈甚至危及生命的赫氏反应。典型的症状包括：用药两小时内体温急骤上升，强烈的寒战，以至身体僵直，血压先增高，后降低。大约 80%接受青霉素治疗的早期梅毒病人会出现赫氏反应。

与梅毒和虱传回归热不同的是，莱姆病的赫氏反应在治疗开始后的 3 到 5 天，也可能在长达两个星期后才出现，反应时间也不是几个小时，而是可以持续数日或数周。随着抗生素治疗的继续进行，赫氏反应的严重程度趋于减轻。有的莱姆病人由于无法承受赫氏反应，不得不中止抗生素治疗。

除了抗生素，其他能引起螺旋体大量死亡的药物和疗法也可以引起赫氏反应，包括：臭氧疗法、紫外线血液照射疗法、过氧化氢疗法、大量维生素 C、阳光照射、各种草药、蜂毒疗法等。

赫氏反应的表现

赫氏反应通常表现为，在初次使用抗生素后，当大量的细菌死亡时，机体无法在短时间内清除掉这些细菌释放的碎片和毒素，这时，病人的症状会暂时加重。这些死亡和将死的细菌，及其分解、释放物会触发机体发生突然而迅猛的炎症反应，身体的哪个部位有细菌被杀死，哪个部位的症状就会加重。例如，如有细菌在膝关节被杀灭，赫氏反应就包括膝盖肿胀、疼痛的症状；大脑中如有细菌被杀死，则可以出现神经、精神症状。赫氏反应的症状也可以是病人以前没有过的新症状。

最常见的症状包括：疲乏加重、虚弱无力、关节疼、肌肉痛、骨痛、皮疹、瘙痒、畏光、头痛、易怒、眩晕、抽筋、皮肤感觉异常、面瘫、思维混乱、运动失调、睡眠障碍、低血压、高血压、心悸、心动过速、盗汗、低烧、淋巴结肿大、寒战、大汗、恶心、口腔金属味、腹胀、腹泻、感冒样症状、结膜炎、喉咙肿、耳鸣等。

很多患者的赫氏反应表现为神经毒素作用，患者可能会感到无法忍受、无以排解的悲观、难过，除了身体的不适，那种晦暗的心情更把人推入痛苦的深渊。然而，在旁观者的眼里，患者的病痛却常常并没那么严重，这种旁人的难以置信对患者的痛苦又是雪上加霜。

在发生赫氏反应时，血液化验可能会出现肌酐、尿素氮、肝功、血沉和伽马球蛋白增高，而白细胞、血红蛋白和血小板降低。

怎样看待赫氏反应？

赫氏反应是好现象，表明有细菌被杀死，但是这种强烈的炎症反应同时又等于对原有炎症火上浇油。赫氏反应对一个接受治疗的患者来说是黎明前最黑暗的时刻，也是在迈向痊愈的漫漫征途中不可避免的一段艰难旅程。虽然它不可预测，但是可以通过对症用药、仔细选择抗生素的联合、剂量和进度以及辅助药物，使赫氏反应被控制在病人可以耐受的范围内。一些医生常用的减轻赫氏反应的方法有：采用抗氧化剂、大量补液、间歇性给药。

可以根据赫氏反应的强弱来评估每种抗生素的作用，调整抗生素的剂量、联合或轮流使用的方案。如果一种治疗没有引起赫氏反应，而且症状又不见好转，提示应该对这一方案加以调整。

识别赫氏反应

识别赫氏反应却不是小菜一碟，并非简单容易，因为症状加重也可以由除赫氏反应外的其他原因引起，比如：药物的副作用、接触化学物质、过敏、甚至一些对健康人而言微不足道的因素（如温度、天气变化）。明确是否为赫氏反应的最好办法就是记录详细的病志，记下每一症状加重的时间、治疗及环境变化。赫氏反应并不总是在初次治疗后马上发生的，它可以出现在几小时、几天乃至几周后。当开始一种新的药物时，应该对症状留心观察一段时间。

赫氏反应与疾病进展的区别：　大多数疾病的症状都是逐渐进行的

加重，而赫氏反应的症状常为突然发作。

赫氏反应不是药物的副作用，不是由治疗用药直接引起的。它也不是过敏反应。有时，赫氏反应引起的瘙痒、风团、皮疹会被误认为对抗生素的过敏反应。赫氏反应可能会持续数周，而过敏反应常常只持续数小时。虽然很少有必要，但是一些化验检查有助于区别这两种反应：赫氏反应 1,25－维生素 D（血中）增高；过敏反应嗜酸粒细胞显著增加，或者还可以检测出特异性抗体。

如何降低赫氏反应？

★加速毒素的排出

赫氏反应持续时间长短不一，有效地进行排毒可能会使病人反应症状减轻、反应时间缩短。

- 多喝水可以帮助身体冲走毒素、废物。在水中挤入柠檬汁，不但能促进这一作用，还能增添白水的口味，多多少少都能改善一点喝水时的心情。心情对于一个人的健康太重要了，要不失一切时机地改善自己的心情。

- 泡泻盐热水澡，既可以放松肌肉和神经，又可以发汗排毒。方法：在浴盆中加入热水、泻盐 8 大匙、小苏打 8 大匙、生姜末 1 大匙，泡澡至少 20 分钟，手边放一大杯温的柠檬汁白开水，随时补充体内的水分。

- 另一减轻赫氏反应的热水浴：1 杯盐、1 杯小苏打、1 杯泻盐、1 杯芦荟叶汁，加入浴盆，逐渐补充热水以保持水温，泡上大约一个半小时的热水澡，边泡边喝 2 升温开水。在出汗和洗澡水的渗透下会清除体内的一些毒素。

- 还有医生介绍双氧水加泻盐泡澡法，双氧水中的过氧化物容易通过皮肤进入体内，消毒血液。建议用法：在加有泻盐的一满缸洗澡水中加入约 2 升 3%双氧水，随时添加热水，保持水温，泡澡半个小时以上。这种方法的双氧水使用量很大，一般老百姓经济上恐怕难以承担长期使用。我觉得，不妨把它改成先用双氧水擦拭全身，然后再泡泻盐热水澡；或者泡澡后，用双氧水擦拭全身。另外要注意的是，因为维生素 C 可以中和过氧化物，所以维生素 C 应该在泡澡后服用。

- 按摩、适度运动，也可以促进局部组织内淤结的毒素被运走排出。

★口服或静脉用大剂量维生素 C 有清理组织内毒素、减轻赫氏反应的作用。

★服用槲黄素

★奥美沙坦（Benicar）

奥美沙坦通常用于治疗高血压、心衰和糖尿病肾病等，有研究发现，大剂量时它还有减轻赫氏反应的作用，而与它同类的其他一些血管紧张素 Ⅱ 受体阻滞剂，如氯沙坦、缬沙坦却没有此作用。

奥美沙坦对赫氏反应的减轻作用虽然未必对每个病人都有效，如有条件却不妨一试。奥美沙坦能帮助识别赫氏反应。如果一个症状能够通过大剂量的奥美沙坦来减轻，那么，证明这个症状是赫氏反应所引起。

★尽量回避光、太阳和维生素 D。

★可服用抗组胺类药，如苯海拉明。

★过于强烈的赫氏反应可类似于急性过敏，需要紧急治疗，否则会危及生命。最严重的问题是出现颈部肿胀致使呼吸道闭塞，这时需要马上注射肾上腺素，然后转入医院。出现血压骤降或急性哮喘的病人也需要急诊入院对症治疗。

第一章　第八节　打下治疗成功的基础

莱姆病复杂难治

莱姆螺旋体是比其他细菌都诡计多端的作战高手。它有着出色而精妙的感受周围环境组成的能力，并善于自制迷彩服，它的蛋白质外衣上的表面抗原在人体的这个组织中可以不同于在那个组织中，乱人耳目，使进行侦查任务的免疫细胞难以识别。而且，莱姆螺旋体又可以形成刀枪不入的胞囊，或躲入人体的细胞，神出鬼没，令抗生素无可奈何。

感染螺旋体只是疾病过程的一个方面，生理损害、生物毒素的负荷、免疫失调都影响着疾病表现和病情程度。人体的细胞，包括免疫细胞和组织细胞，远没有莱姆螺旋体狡猾多端，它们不会审时度势调整战略，总是以不变应万变。在对付莱姆螺旋体时，它们倾其所有地抛出各种炎症因子和介质，以为用的家伙什多了，总有一样会命中敌人的要害。殊不知，这些放出来的箭，有的反被莱姆螺旋体利用来破坏、入侵人体的细胞。

莱姆病人常同时伴有其他一种或几种病原体的合并感染，包括真菌、细菌、寄生虫、支原体、病毒，使症状更重、治疗更复杂、疗效更差。

要想成功治愈莱姆病，治疗必须是全方位的

莱姆病虽然是个感染性疾病，但是由于这种病菌的特殊性，治疗不能只着眼于抗菌。很多慢性莱姆病人都有这样的体会，长期、大量的抗生素治疗确实能够减轻症状，但却是好好坏坏，总不能去根。治疗莱姆病没有一个特效疗法，没有单独的哪一种治疗可以戳中这个疾患的死穴。有些疗法对某些病人很有帮助，却对另一些病人不见任何效果；另一方面，对一个人有效的办法也可能对另一个人有效。为了达到真正的痊愈，对治疗的每一层面都不要忽视。

治疗莱姆病需要三个顶梁柱：

1. 消灭病原体：采用抗生素、草药、高压氧、或生物能量治疗。
2. 强健体格：增强免疫力、改善消化功能、营养支持。
3. 减除压力，排出毒素。

什么样的莱姆病人容易治愈？

达到痊愈的人，是那些不知道自己病得有多重，坚持克服一切病痛、劳作、生活的人；是那些坚持起床、晒太阳、做伸展运动的人；是那些能够根据自身的情况调整用药的人；是那些有强烈的抗病欲望的人。

病人若心怀愤怒，抱怨他人，纠结于一些细节或其他精神压力，他们的恢复就会受到阻碍。只有当否认和愤怒消失，代之以接受现实，恢复的过程才能开始启动。如果一种治疗无效，那么就说："既然这个没用，我就换别的。"而不是陷入失望和放弃。

治疗从改变生活方式开始

莱姆病人要让自己严格遵守：

1. 不熬夜、不过劳。
2. 不饮用咖啡、红茶或其他有兴奋性的东西，以避免对睡眠的深度、时长的影响和对小睡的减少。
3. 绝对戒酒。
4. 绝对戒烟。
5. 尽量早开始，多锻炼。
6. 有条件的还是要服用一些营养药。
7. 有利于肾上腺的饮食习惯：少量多餐，每顿都吃些蛋白质。

减压，再减压

★打坐并配以芳香疗法：

在熏香炉中滴入几滴芳香油，放上柔和的音乐，盘腿端坐，闭目，均匀呼吸。吸气时想：清新、健康的气息从口鼻吸入，并把思想集中在口鼻部；呼气时想：病菌和毒素被排出体外，于此刻想象着气息由丹田流出；如此反复。

★多想高兴的事情，排除情感的毒素：

- 写"好"与"坏"两种日记：先在一张纸上记下一天不开心的坏事，然后彻底撕掉。再在日记本上记下一天的好事、好心情。当想要回顾忘却了的以往经历时，打开日记，看到的就都是令人开心的好事。

- 每顿饭前或睡前，闭上眼睛，深呼吸，努力想想一个曾经去过的最好的地方，想象所有的细节，让自己完全沉浸于美好的回忆和想象中。

- 永远心存感激是一剂精神良药。对我们所拥有的一切都心怀感恩，甚至于对我们得的病，我们也应该想："谢天谢地，命运没让我像那些出事故的人一样，说没就没了，命运给了我足够的时间和机会来争取我的生命和生活。"

- 走出抱怨，抱怨让人只注意于错误，而感受不到正确。

★自我心理暗示疗法

闭目、放松、或坐或卧，在心中默想：我会从这个经历中有所受益；我能够应付失望；我能从失望中学到东西；我能用这失望来鼓舞自己、启迪自己、激发自己、繁荣自己，使自己获益又有助于他人；我对自己人生中的好事充满谢意；我以放松和平静的心态来对待失望；让我的身体驱走失望；我的身体会吸引来健康快乐；我的身体知道该怎样变好，不用着急，慢慢来；我现在要放松，让我的意识和潜意识告诉我身体的每个细胞进行交流，告诉它们如何做好，虽然我不知道该怎样做，可是我的脑子知道，我需要做的就是呼吸和放松。

可以根据自己的需要增加冥想的内容，比如，有膝关节痛的可以冥想膝关节恢复了活动自如。原则是让思想集中在积极的方面。也可以把这些话录下来，配以柔和舒缓的音乐，反复播放，帮助自己冥想、放松。

原谅别人、原谅自己

莱姆病是个影响神经系统的疾病，细菌释放的大量毒素会使盛怒像海啸一样无端地突然暴发，有人称之为"莱姆暴怒（Lyme rage）"。以前的一个性情温和的人，可以变得动辄大发雷霆，而且发作起来口不择言、无法自控。发作过后，病人又会对自己的失态、失控和伤人感情而深深自责、懊悔。亲友即使对病人有着再深的爱，也经不住反反复复无情的言语甚至行为的伤害，更何况胸中本已塞满了亲人久病不愈带来的忧虑和郁闷，那种伤心也会到不堪的地步。亲友的疏离反过来又使病人感到被抛弃，愈加沮丧、难过、愤懑、绝望。病人和关爱病人的亲友都挣扎在无尽的痛苦之中，两者都令人同情。莱姆病是个比其他一些慢性病更为残酷的疾病，它摧残身体、摧折感情、摧毁生活。

我要是变成了一个情绪多变、出语伤人的莱姆病人，我该怎么办？我想，我要努力学习我的前老板——朱博士，勇于道歉、勤于道歉、诚于道歉。

朱博士是美国生、美国长的中国人，父母都出身于名门望族，是从大陆到台湾，又从台湾到美国的。他说自己是中国人，不说自己是台湾人，因为他反对台独。但是，虽然还有不少亲戚在大陆，他也不愿归宗为大陆人，从不梦想要带老婆孩子重游大陆、寻根问祖。上世纪八十年代，朱博士曾到大陆探亲，可是，言谈之中让我感觉，除了表哥给的一件军大衣他保留至今，似乎没留下其他什么好印象。朱博士身为纯种中国人，中国话一窍不通。他曾经拿着一张上写"有一天"三个字的纸，问我这是不是一个人的名字。还有一天，我们实验室的几个中国女同胞正在发他的牢骚，吐槽他的怪行，朱博士来了，朱博士的技术员说："接着说，没事，他听不懂。"

朱博士没有莱姆病，却也出奇的容易激惹，不值当的一点小事就会让他生气。一次，我用手指点着电脑显示屏，刚刚开始给他汇报数据，他的脸色一下子就变了，厉声喝道："别摸显示屏，你都把它摸脏了。"说着，就拽着袖口擦拭了几下显示屏。我的喉咙里登时像被塞进了个大钢球，心里说："真够变态，你明明知道，你手底下只我一人坚持一丝不苟地每天整理实验台，而且我主动包揽了为全组人每次到洗衣房取送白大褂的杂活，就凭我这勤勤恳恳的态度，哪怕我就是用一只油渍麻花的手在摩挲你那几年都没人擦过的显示屏，你也该给我留个面子吧！"

后来，朱博士为他早些时候的过激反应向我道歉，我说："我把那显示屏都用酒精擦过了，以后记住不碰它。"我在讲事实，也在提意见。不过，我保证他听不出来我在提意见，他的脑筋比较直，不知道听话外音。他也只是对他的态度道歉，没说他的要求过分，显示屏可以摸。既然人家都向我道歉了，我的胸中块垒也随之扫平。不过，我此后再对着电脑向他汇报数据时，都得刻意提醒自己管好自己的手指头，别触碰显示屏。这活儿有点难度，手指头没个支撑，悬空久了就会颤颤巍巍，难以对准想指的位置。哎，这朱老板，其实人不坏，可真让人吃不消。我有一次对朱博士的技术员——璐璐慨叹："朱老板的老婆肯定是个佛，要不然咋能和这样的男人过到一起呀？"璐璐说，他的白人老婆果如圣人，心宽体胖，脾气超好，特有人缘，跟谁都能说到一起，跟谁都让人感觉亲切自然。这就是俗话说的"一个萝卜一个坑"吧。

朱博士历来的博士后们都常和他吵架。朱博士吵架时虽然一副雷公脸，但是绝不大呼小叫，更不歇斯底里，属于那种绅士型吵架。吵完架后，过几个小时，待他情绪缓和了，一准儿来道歉。曾经有位博士后说："朱老板，你人格有问题，病态，不信你做一做这套人格测试问卷。"朱博士倒一点儿不生气，拿去仔细填写，还回来与人家认真讨论。

朱博士承认自己的缺点，说自己在做事上是"lost in details"（迷失在细节中）；说自己是那种跟别人待上一段时间，就会把别人搞得精疲力尽，也把自己搞得精疲力尽的人。朱博士自知脾气不好，也常会努力克制自己，有时一见与手下人话不投机，就说："我现在不宜说话，我得出去走走。"然后就找个地方低着头来回来去地走，直至怒火熄了，再回来谈事。

朱博士脾气坏，可是心地不坏，不会怀恨在心。他的手下离开他时管他要推荐信，他从来不拿一把，而且从来都写得很好。我为申请住院医屡次向他要推荐信，他都对我说："你得记着催我，不然我会忘。"他真的总忘，但不是托辞，也不是摆架子。每次，他的信中都对我高度称赞。我心里对朱博士非常感激。不论是为他工作时，还是离开他以后，都由衷地希望他在事业上的梦想成为现实。我想，大家也正是看到了他内心光明的一面，才敢跟他掐架斗嘴。换个阴阳怪气、刁钻阴损的老板，你看看。嘴是没人敢顶了，可是手下人在心里头、私下里、背后面，将反驳全变成了诅咒。

拿朱博士说来说去，我就是想说：道歉很必要，为还给别人尊重，也为释怀自己的内疚。朱博士的过人之处是他道歉就诚心实意地道歉，绝不话锋一转，表白一下自己情有可原，或对方不无过错。真诚的道歉不会使自己有所失，而会使失而复得。不过，道歉纵然有积极的作用，也不可企望它会愈合一切心灵创伤。理解别人的艰难，谅解别人的冷淡，同时也别过分自责，毕竟，自己是病人，身不由己。原谅别人也原谅自己才会获得精神的解脱。

第一章　第九节　抗生素治疗

感染早期可能是能够完全清除莱姆螺旋体的唯一时机，所以一定要用抗生素，而且要用够剂量，用足时间。

为什么慢性莱姆病通常需要联合抗生素治疗？

- 莱姆螺旋体在组织和血液中都存在，然而目前没有一个单一的抗生素可以对存在于这两个部位的螺旋体都起到有效的杀灭作用。合理的联合如：阿奇霉素＋青霉素。
- 莱姆螺旋体能躲入细胞内并保持活力。典型的组合是一个细胞外抗生素加上一个细胞内抗生素（如红霉素衍生物或甲硝唑）。
- L-型和胞囊型螺旋体没有细胞壁，故而作用于细胞壁的 β－内酰胺类抗生素（如青霉素类、头孢类）不起作用。
- 用于莱姆病的抗生素普遍对胞囊都不起作用，只有甲硝唑和替硝唑可以破坏它。

抓紧治疗，事不宜迟

莱姆病感染后治疗开始得越早，成功率越高，早期阶段是最易治愈的阶段。越晚开始治疗，越难以去除这一疾病，因为随着时间推移，莱姆螺旋体越发适应这个病人体内的环境和免疫反应，而且，它们改变了基因型，使得其后代更易在当下的环境中存活。不经治疗的感染都将不可避免的，常常以慢性莱姆病的形式再度浮出水面，难以诊断和治疗。

抗生素也常力不从心

医生从事抗生素治疗莱姆病及其合并感染的时间越长，在用药上似乎就变得越发勇猛，有的医生甚至给病人同时用五、六种抗生素。这说明什么？说明莱姆病及其合并感染实难对付呀，干得时间越长越加感到抗生素的能力不济。

从一些多年患病的病人的经历来看，抗生素无法完全清除体内的莱姆病菌，只能起到抑制作用。许多病人，包括美国知名华裔作家谭艾美，都得时常用抗生素，不然症状就会反复。

抗生素治疗为何见效慢、疗程长？

对于早期莱姆病，用上抗生素后，皮疹会很快消退，但是这并不意味着螺旋体被清除。螺旋体的适应性超强，见到抗生素后，它会躲入细胞，蛰伏起来。而对于慢性莱姆病，抗生素使症状的好转非常缓慢，要数月乃至数年才能见到效果

莱姆病难于治疗的一个原因是它的生长不活跃，复制周期太长。抗生素只有在微生物的复制期才最有效，在抗生素治疗的过程中，经历越多的复制周期，抗菌效果越好。举个例子来说，治疗链球菌引起的咽喉炎，化脓性链球菌的复制周期大约是 8 小时，所以 10 天的标准疗程就覆盖了 30 个周期。而莱姆螺旋体体外培养的复制周期约为 7 天，因此，要取得像治疗化脓性咽喉炎那样彻底的疗效，覆盖那样多的细菌周期，理论上就需要使用抗生素 30 个星期。况且，莱姆病的复杂性还在于，要对付的不仅仅是莱姆螺旋体，大多数病人都合并有其他微生物的感染。如果合并感染持续存在，莱姆病就会持续存在，难以治疗。

采用抗生素治疗时值得注意的事项

- 静脉注射抗生素会促进真菌的过度生长。
- 如果一开始治疗就静脉注射大量抗生素，可能会产生强烈的赫氏反应，反而使症状加重。
- 对于有严重神经症状、或病重超过一年、或有胃肠道问题、或不能耐受口服的病人，应给以静脉或肌肉注射抗生素。
- 尽量开始时用口服抗生素，如果没有治疗反应或疗效不够则静脉用抗生素。
- 每个星期四天给药，三天停药，这样给身体以时间来清除由治疗产生的毒素。这种脉冲式给药的另一个好处，是对善于躲藏进细胞内的病原体以出其不意的袭击。
- 用抗生素治疗时，尤其要补充维生素 B12，因为它是身体较难吸收的营养元素，而抗生素会杀灭一些帮助吸收维生素 B12 的有益细菌。

- 肠道益生菌与抗生素不能同时服用，要间隔两个小时以上。
- 抗生素应在饭中服用，以减少胃肠反应。
- 最常见的副作用是丙磺舒过敏。
- 采用脉冲式给药法，并常规服用乳酸杆菌等肠道益生菌，有助于抑制酵母菌和抗生素性肠炎。
- 静脉给药用的静脉导管如若出现任何问题，为安全起见，都应先予拔出。

莱姆病的抗生素治疗没有一个固定的、统一的模式

对药物的选择和剂量受多种因素决定，包括：病程、病情严重程度、合并感染、免疫力不足、感染期曾用免疫抑制剂、年龄、体重、胃肠道功能、肝肾功能、达到的血药浓度、病人的耐受情况。临床上见效的剂量通常都高于教科书中建议的剂量，这是由于莱姆螺旋体穿透入深部组织，出现于中枢神经系统、细胞内、肌腱内以及眼睛内。

医生对于抗生素的用法分为两派：一派主张"循序渐进"，另一派主张"激流勇进"。"循序渐进"者认为缓慢增加抗生素的剂量和数量可以避免过度的赫氏反应，可是它的弊端是细菌被小剂量的抗生素惊吓了一下子，受了提醒，躲藏了起来。"激流勇进"者集中火力，出其不意突然猛击，使病菌死伤惨重。虽然战况可喜，可是问题也来了，越多的细菌伤亡就有越多的内毒素被释放出，赫氏反应越强。既然各有利弊，采用何法，还是由着医生个人的经验和喜好吧。

莱姆螺旋体活动性感染的征象

莱姆病症状发作趋向于周期性，大约每四周一轮。这种周期性反映的可能是螺旋体在体内的生长周期。如果抗生素起作用，这种周期性症状就会减轻，频度减少。症状的周期性暴发表明活的螺旋体仍然存在，抗生素治疗仍需继续进行。

艰难的第四星期

在抗生素治疗过程中，症状的加重常在治疗开始的第四个星期最为严重，其原因不清。对于那些病程长、症状显著、接受静脉给药的病人，在第四星期的加重可能会严重得类似于血清病反应，伴有短暂的白细胞减少和（或）转氨酶增加。如果这种情况发生，则暂时降低用药剂量或中断几天，然后再以低一些的剂量重新开始。如能继续治疗，病人的情况就会继续得到改善。静脉给药在第四星期有强烈反应的病人，需要持续用药数月，至这种每月发作的反应终于减轻时，可以改成口服或肌注给药，直到不再有活动性感染的症状 4～8 个星期后方可停药。有些病人对口服和肌肉注射没有反应，这时就需要自始至终采用静脉给药。

疗程

如果在所有活动性感染的症状得以完全清除前即停止治疗，那么将来就可能复发。一般而言，早期莱姆病需要至少 4～6 周治疗，晚期通常需要至少 4～6 个月的持续治疗。因为每个病人的反应不同，所以方案要个体化。有的慢性病人可能需要持续数年的维持性治疗才能保持良好的状态。

常用于治疗莱姆病的抗生素

★四环素类：

强力霉素、米诺霉素，如果血中的药物浓度没有达到足够高，那么，不论是在发病早期还是晚期，治疗失败都很常见。但是高剂量又可能使病人难以耐受。由于呈尖峰型的血中药物浓度比持续稳定的浓度杀菌效果好，所以，强力霉素（300～600 毫克/日），分两次口服比分三次效果好，一次性静脉给药比口服效果好。

服用四环素类药物期间，要注意防止眼睛和皮肤受日光照射。

生殖期妇女在服药期间应避孕。

★青霉素类：

苄星青霉素对于慢性莱姆病人，胃肠外（肌注或静脉）给药优于口服给药。通常的用法是每周用药 3～4 次，连用 6～12 月。它的优点是相对便宜，没有胃肠道副作用，很少可能会促进酵母菌的过度生长，安全性非常好。

★第二代、第三代头孢类：

头孢曲松钠，用法：2 克/次，静脉注射，2 次/日；或 4 克/次，缓慢注射，1 次/日；每周连续用药 4 天，使用 14 个星期或更长。

★红霉素类：

单独使用基本无效。

口服阿奇霉素效果甚微，静脉给药的效果要好得多。

口服克拉霉素比口服阿奇霉素更有效，但是因其趋于促进酵母菌过度生长，而且胃肠道反应重，所以不易耐受。

泰利霉素在胃肠道反应方面的副作用较轻，一般耐受较好，并且是目前红霉素类中效果最强的一个。它的缺点是：①因影响肝药酶（肝脏内代谢药物和毒物的酶）而影响多种药物的作用；②延长 QT 间期（心电图的一种表现），表明它可能引起或促进心律失常；③可以引起短暂的视力模糊甚至视物重影；④肝脏转氨酶升高。

★甲硝唑：

由于四环素类抗生素会降低它的作用，所以应避免这两种药合用。

注意事项：①孕妇忌服。②服药期间忌饮酒，否则会出现严重的恶心、头痛等不适。③酵母菌的过度生长特别常见，因此必须采取严格的预防酵母菌方案。④对神经系统的短期影响是引起易激惹，长期则可能影响周围神经，引起麻木或刺痛感等。如果这些症状轻微，只需减少剂量，并服用 B 族维生素即可使之消除。如果这些神经症状持续不消或加重，则必须停药。⑤几乎每个病人都出现较强的赫氏反应。

★利福平：

- 可以有效地用于治疗巴尔通体、埃立克体、支原体和疏螺旋体。
- 使用期间要注意定期监测血象和肝功。
- 它可以使尿液、泪液、汗液变成橙褐色。
- 孕妇忌服。
- 利福平诱导肝药酶，可以使一些药物在血液中的水平降低。

抗生素治疗莱姆病应讲求因时制宜的原则

★发现蜱咬后：

如果咬人的蜱已经吃得圆鼓饱胀，那么，它传染给人疾病的可能性就很大；如果移除蜱的方法不当，也可以促使蜱将其一肚子的病菌倾肠倒肚地吐在伤口里。虽说被蜱咬不一定就会被传上细菌，但是没人能保证一个在人身上尚未吃饱的蜱就一定不会传染给人点啥病原。反正我是打定了主意，一旦遭蜱咬，不管那蜱的肚皮是溜鼓还是稀瘪，也不管拿下它时手法多么的规范，我是一定要吃上足够长的强力霉素的。

- 成人：口服强力霉素 28 天。
- 孕妇：阿莫西林，1 克/次，每 6 小时一次，连服 6 周；或者，头孢呋辛酯，1 克/次，2 次/日，连服 6 周。
- 儿童：口服强力霉素，28 天。

★早期局限性：

表现为单纯的移动性红斑，没有全身不适的症状。采用的药物及剂量同前，疗程不同。

- 成人：口服用药必须持续到症状和体征完全消失至少一个月，通常最少也要 6 周。
- 孕妇：若于妊娠期前 6 个月，则需静脉用药 30 天，后改为口服用药 6 周；若于妊娠后期，则需口服用药至少 6 周。
- 儿童：口服用药最少 6 周。

★播散性：

表现为多处皮疹、全身不适、淋巴结肿大等。

早期播散性：症状较轻且短于 1 年，尚未合并免疫力缺乏，治疗中未曾用过糖皮质激素。

- 成人：口服用药，直至不再有活动性症状长达 4～8 周后方可停药，通常需要服药 4～6 个月。
- 孕妇：用药方法同局限期，但是要持续服用整个孕期。
- 儿童：口服用药，疗程应视临床反应而定。
- 对于病情更重的病人和对口服给药没有效果或不能耐受的患者，

应采用静脉给药。静脉治疗至完全恢复一般至少需要 6 周，其后继以口服或肌注苄星青霉素，直至不再出现活动性症状 6～8 周。如果口服或肌注治疗失败，应再度回到静脉给药。

晚期播散性：病程超过 1 年，更为严重的病人和那些因以往使用过大量糖皮质激素或其他原因引起免疫力破坏者。

- 成人和孕妇：为期更长的静脉给药（14 周或更长），继而改为口服或肌注，直至与前述早期病人相同的治疗终点。通常总是需要两种以上不同类抗生素的联合用药。

- 儿童：静脉用药 6 周以上，而后改为口服或肌注。通常需要联合用药。

★**慢性莱姆病**：

是持续、反复的感染。这种病人有更长的病程、更弱的抵抗力，体内可能有更高的螺旋体负荷、更强力和更顽固的菌株，并极其可能有合并感染。

- 大多数这样的病人都需要胃肠外给药（静脉或肌注给药）治疗，尤其需要高剂量、脉冲式给药，抗生素要联合使用。

- 抗生素治疗需要持续多个月，而且，抗生素也需要一定时期进行更换，以打破恢复过程中出现的停滞。

- 对于与治疗相关的一些问题要保持警醒，如：抗生素相关性结肠炎、酵母菌过度生长、静脉导管的并发症、血象和血生化指标的异常。

- 如果能够得到长期的抗生素治疗，那么，是有望实现很大程度的恢复的。不幸的是，并非所有慢性莱姆病人都能够通过抗生素治疗得到完全康复。

- 对治疗的注意力不该只局限于抗生素，而应该着眼于所有的治疗方面：康复、理疗、锻炼、营养添加、充足的休息、饮食治疗、减轻压力、乃至于避免任何局部用皮质激素。

脉冲式给药法

通常采用胃肠外给药（即静脉注射或肌肉注射）的方式，每周连续给药 2～4 天。至少应持续 10 周，常常需要 20 周以上。这样给药的好处是：①剂量加倍（如，头孢噻肟钠 12 克/天），增加药效；②增加毒性较强的药物的用药安全性；③更便于静脉给药，且易于耐受；④更容易适应病人的生活方式。

几个医生的经验之谈

★医生甲：在早期，考虑到合并埃立克体感染的可能，首选强力霉素。

★医生乙：对于每个莱姆病人，首先化验检查是否有合并感染。在等待化验结果的时候，给病人以阿奇霉素。如果检查结果显示合并巴尔通体感染，阿奇霉素就可以和利福平组成很好的联合；如果合并巴贝西虫感染，就可以和阿托伐醌联合；如果合并埃立克体感染，就可以和强力霉素联合；如果没有合并感染，就加用头孢菌素、或四环素、或攻击胞囊的药物（如甲硝唑）。

★医生丙：用强力霉素开始治疗，因为它便宜，主要在结肠内代谢而不是在肝、肾内，而且对螺旋体和埃立克体都有作用，对于治疗巴贝西虫、巴尔通体、支原体也有一定的效果。

★医生丁：在治疗神经莱姆病时，应当尽快降低有细胞壁的活跃细菌，用长效西林、或长效青霉素、或头孢曲松，同时缓慢加入细胞内抗生素，如米诺霉素、阿奇霉素、或复方新诺明。

★医生戊：当螺旋体在脑膜上立住脚跟后，它们常常要向大脑入侵，黏附在起着支持神经细胞和抵御感染作用的大脑的胶质细胞上。肝素能够干扰莱姆螺旋体的这一黏附作用，因此联合使用肝素可以提高抗生素的疗效。

第一章　第十节　免疫调节和营养支持

免疫调节

★维生素 C

- 许多莱姆病患者反映，大剂量维生素 C 治疗，特别是静脉给药（可以与镁合用）时，对于症状的改善效果显著。

- "莱姆通"医生给病人的维生素 C 剂量很高，即使作为日常辅助用药时，剂量（1～3 克/日）也远远高于我们的日常营养需求。

- 用维生素 C 配合草药来治疗莱姆病的一个好处是它可以对抗草药引起的便秘。

- 有病人反映，静脉注射后出现短暂的腰背部剧痛，原因不明。

- 由于维生素 C 经由肾脏排出，大剂量注射时有在肾脏内形成结晶之嫌，所以为保险起见，原有肾功能不全的患者当避免大剂量注射。

- 口服大剂量的维生素 C 可能会引起胀气、腹泻和胃肠不适，故此应分次服用。当出现上述胃肠道症状时，适当减小用量，待胃肠适应后再逐步加大剂量。

- 大剂量口服用药的方法，参见第二章中的盐/维生素 C 疗法。

★冬虫夏草：200 毫克/日，能升高自然杀伤细胞的数量，增强体力。

★碧萝芷（Pycnogenol）：获得了有些莱姆病人的好评，它是一种松树皮提取物，需要长期服用。

★蜂毒：用蜂毒治疗莱姆病，有一定的理论基础。蜂毒中有一种肽——Melittin，体外实验发现，它能够抑制莱姆螺旋体。

★葡萄柚籽提取物：具有抗螺旋体包囊的作用。

★芦荟：口服有抗真菌和病毒感染的作用。

★其他：灵芝、灰树花（Maitake，又称叶多孔菌），维生素 B12、叶酸。有患者介绍，自己通过服用大量的大蒜胶囊、蜂胶以及中草药，使得多年顽疾获得痊愈。我在此记上一笔，谨供参考。

营养支持

★肠道益生菌：为抗生素治疗时所必须。

★锌和铜剂：

- 莱姆病人常伴有锌缺乏，锌和铜的吡啶甲酸盐起着支持胶原组织和对抗神经毒素的作用。
- 剂量：20～30毫克/日。

★镁剂：

- 莱姆病人镁缺乏常见且严重。
- 反射亢进、肌肉抽搐、心脏不稳定、精力差、反复发生肌肉痉挛，是提示镁缺乏的线索。
- 镁是主要位于细胞内的离子，所以化验其在血液中的水平没多大的意义。
- 对于严重缺乏者则需要胃肠外给药：静脉或肌肉注射，至少每周一次，直到神经肌肉的易激惹性消除。
- 口服镁剂被作为维持用药，枸橼酸镁或甘氨酸镁 200～500 毫克/日。
- 可能会引起腹泻。

★α－硫辛酸（ALA）：

- 是强力抗氧化剂、螯合剂（结合重金属）、辐射保护剂、酶的催化剂，也是细胞利用能量的辅酶。它能刺激抗氧化剂——谷胱甘肽的产生，调节血糖正常化，强健神经，保肝和促进肝脏组织的再生，增强记忆和思维，减轻关节的炎症。
- 辅助清除莱姆螺旋体产生的内毒素，增强免疫系统对细菌的反应。
- 由于 ALA 的分子非常小，故而能够穿行进入细胞内，在细胞内外同时发挥抗氧化作用，这是它优于维生素 C 之处。
- 剂量：600毫克/日。
- 注意事项：ALA 会显著改变血糖水平，糖尿病患者需要相应调整降糖药的用量。

★氮乙酰半胱氨酸：

- 可以作为 ALA 的替补，是类似于 ALA 的谷胱甘肽增强剂。
- 剂量：1200 毫克/日。

★谷胱甘肽：

- 有抗氧化作用、抗炎症作用、增强免疫力作用。
- 消耗体内谷胱甘肽的因素有：环境污染、辐射、受伤、各种感染、睡眠不佳、营养不良、药物。如今我们暴露于更多的环境污染和辐射之中，我们一个小时内接受的环境污染和辐射恐怕比我们祖辈一辈子接受的都多。
- 口服谷胱甘肽的缺点是在它被小肠吸收以前，大部分会被胃酸破坏掉。注射谷胱甘肽也有缺点，谷胱甘肽的分子较大，不易透过细胞膜，更多的滞留于血液中。

★硫酸糖胺：

- 人体自然产生糖胺，并用之刺激合成葡糖聚糖，后者使软骨具有橡胶样的性状。随着老化，糖胺的产生趋于减少，随之引起软骨的质量下降。这一问题在受磨损的关节，如髋、膝、颈、背尤为突出。
- 补充硫酸糖胺可以促进软骨的修复和更新，对于关节炎有很好的疗效。
- 剂量：500 毫克/次，3 次/日。

★硒：是谷胱甘肽的辅助因子，剂量：200 微克/日。

★复合维生素 B

★孕烯醇酮：

- 可以减轻关节炎的症状，使疼痛和僵硬度减小，活动度增加。它直接作用于身体的毛细血管、皮肤、黏膜、胶原组织。
- 用于硬皮病患者，可使其皮肤变软，弹性增加。
- 有助于改善莱姆病人的关节和皮肤症状，并且改善病人的自身感觉，增进食欲和精力，增强记忆。
- 剂量：50～500 毫克/日。

- 副作用：高剂量可引起焦躁不安、易激惹或过度兴奋。

★DHEA（脱氢表雄酮）：

- DHEA 也能减轻红斑狼疮和类风湿关节炎这些胶原结缔组织病的临床症状。
- 剂量：男性 50～200 毫克/日，女性 15～25 毫克/日。
- 副作用和禁忌证：高剂量有引起女性男性化的可能，青春期的男性忌用高剂量。

★维生素 E：增强维生素 C 和硒对软骨组织的作用。

★辅酶 Q10：

- 缺乏时会引起心脏功能下降、精力差、牙龈病、对感染的抵抗力降低。
- 剂量：300～400 毫克/日。
- 在服用阿托伐醌时不能服用辅酶 Q10。

第一章　第十一节　草药治疗

正统的西医讲的是直来直去的武士精神，如同程咬金的三板斧，对于感染，西医主要有四板斧：杀（菌）、镇（痛）、消（炎）、切（除），追求的是白刀子进去红刀子出来的痛快。在一些情况下，尤其是创伤、急症这样需要马上解决的问题，西医能够立竿见影、起死回生。但是对于莱姆病这种迁延、复杂、难缠、多变的情况，西医却时感力不从心、无可奈何。或许讲求辩证、配伍的中医药较之简单直观的西医药，才是更为适合的解决办法。

有时在长期使用抗生素后，如果突然用草药来替代抗生素，病人可能会对草药反应不佳。为避免这种情况，应在停用抗生素之前即加用具有抗生作用的草药，而后逐渐断掉抗生素。

本书中介绍的草药主要以 Stephen H Buhner 编著的《Healing Lyme: natural healing and prevention of Lyme borreliosis and its coninfections》一书为依据。

用于治疗莱姆病的草药
★穿心莲：

- 作用：镇痛、消炎，抑制、杀灭细菌、病毒、寄生虫，它能够透过血脑屏障，在大脑、脊髓和脑脊液中聚积，并有对抗炎症介导的神经退变作用。它的作用广泛，遍布各个系统。

- 临床实验发现，穿心莲有广泛的抗寄生虫作用，如：疟疾、利什曼原虫（黑热病）、丝虫、圆虫、犬类寄生虫。

- 穿心莲可用于治疗钩端螺旋体病，80%的病人经穿心莲或其提取物治疗可得以痊愈或明显好转。钩端螺旋体像莱姆螺旋体一样，能够轻而易举地穿过致密的胶原组织。在进入人体后，它在血液中复制，而后播散至身体各处，尤其是肾脏和肝脏。它的症状也有似于莱姆病。

- 穿心莲还能有效地治疗麻风病、水痘、麻疹。

- 欧洲人将穿心莲制成胶，用来治疗牙周病。

- 对于莱姆病，穿心莲攻击螺旋体的同时也提高免疫力，并且对神经系统有保护和愈合作用。
- 副作用：可以导致流产，且有避孕作用，所以，孕妇当绝对忌服，准备生育的妇女亦当忌服。有活动性胆囊病者忌用。能引起轻度便秘。大剂量时可引起恶心。极少数患者可有头晕、心悸和过敏反应。大约1%的人服用后会出现皮疹或风团。
- 穿心莲内酯的最高服用量为 0.48 克/日，如果出现头晕、心悸、或过敏反应，应减量或者停用。

★钩藤：

- 在美国用绒毛钩藤，其他品种的钩藤具有同样的作用。
- 藤条的内层皮活性高，外层皮没有药物活性。
- 其药物作用有：提高免疫功能、消炎、止痛、利尿、抗病毒、增强神经系统的功能。特别针对有关节炎和肌肉痛的病人。
- 对莱姆病的作用表现在以下几方面：调节免疫系统，增强适当的、降低过度的免疫反应，消炎，减少关节水肿，松弛神经系统，改善记忆力，保护心肌和心脏功能。
- 注意事项：不要与抗胃酸药同时服用，抗酸药会抑制本药在胃中转化为其活性形式。
- 副作用：当每次服药剂量为 3～4 克时，可能会引起肠道反应，出现稀便或腹泻、腹痛。随着用药时间，这些反应逐渐减退。出现副反应时，当降低用量，如若持续腹泻则停药。
- 以下患者禁用钩藤：器官移植者、服用免疫抑制剂者、近期有生育打算者、使用抗凝血药者，准备手术者应在手术前 10 天停用本药。

★虎杖：

- 具有消炎、免疫调节、松弛神经系统、抗氧化和广泛的抗微生物作用，并且保护机体免受内毒素的损伤，减轻赫氏反应，对于减轻莱姆病的皮肤反应作用突出，对心血管系统也有保护作用。

- 它的芽和叶子可以食用，是很好的维生素 C 的来源。
- 我国中医药中应用虎杖已有约 2000 年的历史，它被用于治疗呼吸道、消化道、泌尿系和皮肤的各种细菌、病毒感染。
- 禁忌证和副反应：孕妇禁服，使用抗凝血药者禁服。高剂量可有口干、口苦、恶心、呕吐、腹痛、腹泻，中毒剂量约为 75 克。当出现胃肠道刺激症状时应减量。手术前 10 天停用。

★黄芪：
- 作用包括：增强免疫力、抗菌、抗病毒、保肝、利尿、增进胸腺、脾脏以及心脏的功能。
- 国内有黄芪注射液，被广泛应用于心脏病，特别是心肌炎的治疗。
- 黄芪对于莱姆病感染早期和早期播散期的治疗，以及莱姆病的预防都有特别的效用，尤其适用于疫区居民的日常预防，以及免疫力低下、慢性疲劳、盗汗和莱姆心脏炎（有心绞痛、心悸、气短表现）。
- 用于莱姆病的剂量：生活在疫区的居民，为达到预防感染的作用，用量为 1 克/次、2 次/日；在莱姆病活动性感染期，配合其他药物治疗，从 1 克/次、3 次/日的剂量开始，逐渐加量，直至 4 克/次、4 次/日，持续服用至少 60 天。
- 禁忌证：晚期莱姆病患者禁用，因为它会加强此时本已过度的某些免疫反应，使炎症加重。

★土茯苓：
- 能结合血液中的内毒素，从而减轻赫氏反应。
- 还具有免疫调节、保肝、保护神经、抗氧化、止痛、消炎，以及抗细菌、真菌和寄生虫的作用。
- 对于风湿、过敏、哮喘、疲劳均有治疗作用。
- 传统中医中，土茯苓被用于治疗尿路感染、黄疸、皮肤损伤、关节痛、肝胆疾患、梅毒、麻风等。
- 是神经毒素清除剂，能够减轻神经症状，如麻木、刺痛、认知不足、思维不清和记忆力问题，还能减轻疼痛。

- 对于莱姆病人的神经症状的治疗，可以先从服用土茯苓和荨麻开始。
- 大剂量时可能会引起胃肠道刺激症状。

★刺五加：

- 效用：减压、增强免疫、滋补肾上腺。
- 用于莱姆病人，可以刺激免疫系统对莱姆螺旋体的反应，具有减轻抑郁、增进思维、增强体力、改善肾上腺和甲状腺功能的作用。特别适用于慢性疲劳、思路不清、抑郁、免疫力低下者。
- 副作用：一过性腹泻，大剂量会导致紧张、失眠。
- 高血压、心脏病患者慎用。

莱姆病人不妨一试的配方

- 包括三味主药和酌情增减的两味辅药，服用 8 到 10 个月。
- 主药：穿心莲 0.4～1.6 克/次，3～4 次/日；虎杖 0.4～1.6 克/次，3～4 次/日；钩藤 0.5～2 克/次，3～4 次/日。
- 辅药：黄芪（适用于早期患者）0.5～2 克/次，3～4 次/日；土茯苓 0.5～2 克/次，3～4 次/日。
- 用药方法：从小剂量开始，逐步增加至最大量。例如：含药量 0.4 克/粒的胶囊，初始剂量 1 粒/次，3 次/日；7 天后，2 粒/次，3 次/日；再 7 天后，3 粒/次，3 次/日；又 7 天后，4 粒/次，3 次/日；此后，4 粒/次，4 次/日。如果出现胃肠道反应，则减小剂量，给身体以更长的适应期。维持以身体能够承受的剂量 2～3 个月后，如症状减轻，则可以逐步减小剂量。在减量的过程中，如有症状反复，则再次逐步回加剂量，如果回加一、两个星期后症状减轻，那么维持该剂量，服用 8～12 个月，乃至两年内不能完全停药。
- 美国人服用草药的方法不同于我们中国人的煎服法，他们或把草药末灌入胶囊、或压成片剂、或用草药泡酒精制成酊剂。上述诸单味草药在美国均有胶囊或片剂出售。

- 买不到成品草药胶囊或片剂者，可以将草药磨碎，自灌胶囊，也可以采用我们中医的传统方法——水煎服。如若水煎服，为使身体易于耐受，并且减轻赫氏反应，也应该从低剂量开始，比如每种药 3 克/日，逐步加量，直至 9～15 克/日。

预防莱姆病、对付蜱咬的方子

有人建议，居住在莱姆病流行区的居民应常年服用黄芪（1000 毫克/日），进入蜱的活动季节，再加用穿心莲（400 毫克/次、3 次/日）和钩藤（1000 毫克/次，3 次/日）。

第一章　第十二节　饮食治疗

限制饮食对于治疗莱姆病很重要，有时甚至必不可少，但若因限制饮食而引起很大的思想负担和压力，对于免疫功能的负面影响则得不偿失。所以，即使偶尔开禁，也可姑息原谅自己，下次努力注意。

为何要饮食治疗？

- 减轻炎症
- 增强免疫系统的功能
- 补充营养
- 去除真菌感染
- 建设健康的消化功能
- 避免过敏反应

避免促进炎症的食物

炎症是机体对于刺激、感染、细胞损伤、疼痛的反应，最常见、最直观的炎症例子就是蚊叮虫咬后的局部表现。莱姆病的炎症反应过度，许多症状不是源自细菌对人体组织的直接破坏，而是由过度强烈的炎症反应所引起。忌食面粉、大麦、黑麦、乳制品、红茶、咖啡等促进身体发生炎症反应的食物，有利于减轻莱姆病人的症状。

★麸质（即面筋）

麸质是小麦、大麦、黑麦和燕麦中的一种蛋白质，人类因缺少彻底分解这种蛋白质的酶而不能充分地消化它。这些未经充分消化分解而被吸收入人体的蛋白质会使敏感的人们产生针对这种蛋白质的抗体，这种抗体不仅对抗麸质的分子，也对抗人体的组织，引起炎症和组织损伤。人体对于摄入麸质所引起的反应可以是即刻的，也可以延迟到数周乃至数月后。

对麸质不能耐受的人可表现为消化系统的症状，如：腹胀、多气、腹泻或便秘、烧心、腹痛；也可有消化道以外其他系统的症状，如：关节和肌肉疼痛、抑郁、易怒、肌肉痉挛、疲劳、头痛、偏头痛、皮疹。

如果吃不含麸质的饮食身体感觉更好，也可以认为是对麸质敏感。许多人不能耐受麸质或对其过敏，却浑然不知。

乳糜泻病是一种对麸质高度不能耐受的情况，通常引起腹泻、腹痛、营养不良、贫血，由于对脂肪消化不良，大便中带有脂肪。还可以有疱疹样皮炎、神经病、共济失调等症状。

麸质在大多数人中都会或多或少引起炎症。很多人在感染莱姆病以前尚能够耐受麸质，而在感染了莱姆病后，麸质就是对病原体引发的炎症反应推波助澜。因此，实验室检查是否支持麸质过敏的诊断对于莱姆病的治疗已经不甚重要，不管怎样，限制含麸质的食物都是必要的。

虽然去除饮食中的麸质常不能起到立竿见影的效果，但对于治疗却很重要。肠道的恢复需要时间，去除饮食中麸质的效果要在数周乃至数月后方能显现。

除了小麦、大麦、黑麦和燕麦，还有一些容易被忽略的潜含麸质的食物有：啤酒、沙拉的调料、裹有面糊的食物、酱油。

★乳制品

乳制品虽然不似麸质蛋白那样引起身体产生对抗自身的抗体，但是也会触发免疫反应，加重莱姆病人的症状。乳制品还会促进黏液的产生，常加重鼻窦炎、慢性咳嗽和哮喘的症状。

有些人不能消化牛奶，但能耐受羊奶，因为羊奶中的蛋白质结构与人奶的比较接近，羊奶比牛奶易于消化。

乳制品是仅次于麸质蛋白的第二个需要限制食用的。莱姆病人当能少吃就少吃，能不吃就不吃。

★咖啡、红茶

咖啡、红茶加重肾上腺的负荷、加重炎症。长期饮用的人为了避免戒断性头痛，应当缓慢地逐渐减少饮用量，直至完全停掉。通过服用一些氨基酸，如：5-羟色氨酸、或 GABA（γ-氨基丁酸）可以减少病人对咖啡因的渴求。

多吃抗炎食物：

- 鱼油和胡麻油富含 ω-3 族和 ω-6 族不饱和脂肪酸。
- 葵花籽油、红花油、芝麻油、各种坚果中富含 ω-6 族脂肪酸。
- 橄榄油中多含 ω-9 族脂肪酸。
- ω-3 族脂肪酸是其中抗炎作用最强的。
- 二十碳五烯酸（EPA，一种 ω-3 脂肪酸）和二十二碳六烯酸（DHA，一种 ω-3 脂肪酸）在冷水鱼、胡麻和核桃中含量高。
- 除了抗炎外，ω-3 脂肪酸的其他作用有：改善神经细胞的功能、提高认知功能和记忆力、防止血液过度凝结、保持细胞膜的流动性、减少血循环中的脂肪、降低血小板的聚集、预防血栓形成、阻止动脉血管壁增厚、间接促进动脉壁松弛和扩张。
- 椰子油是健康的饱和脂肪酸，如果炒菜，椰子油是最佳选择；如果调制凉菜，橄榄油或胡麻油是最佳选择。

为了限制真菌生长

- 慢性疾病状态下，病人容易并发酵母菌感染，由口腔开始，蔓延至肠道。消化道内过度生长的酵母菌使消化道内的糖、淀粉发酵，形成酸、气、乙醇和各种有机物，引起胀气、烧心、腹痛，还可以引起头痛、头昏、头晕、餐后疲劳。
- 抑制口腔酵母菌生长的一个办法：刷牙并用漱口液漱口后，吃酸奶或口嚼益生菌胶囊，这样容易使有益的乳酸杆菌成为口腔里的优势菌群，限制酵母菌的繁殖。
- 要严格限制吃糖和淀粉类食物。
- 可以想吃多少就吃多少的水果：葡萄柚、柠檬、青柠、西红柿、牛油果。
- 纤维素高的水果虽可以吃，但也要少吃。纤维素低的水果，如西瓜、香蕉、葡萄、橘子等，不宜吃。
- 蔬菜：绿色蔬菜随便吃，含淀粉高的蔬菜，如土豆，不宜吃。
- 蜂蜜、甜菊糖可以吃。

- 忌食发酵食品，如米醋、酒、腐乳、酱、馒头、面包，潜藏在其中的酵母菌会助长体内酵母菌的生长。

防止食物过敏

- 莱姆病人由于免疫系统受损，对食物变得过于敏感，引起消化道发炎。一些原来不能进入体内的大分子物质也能通过因发炎而表面破损的消化道壁，进入血循环。这些进入体内的异物会刺激免疫系统产生抗体，使原已过度劳损的免疫系统更加疲惫不堪。肾上腺也不断被刺激产生皮质醇来对抗炎症。

- 食物过敏因人而异，一些人的健康食品，比如香蕉、小红莓、黄豆、花生以及大蒜，都可能是另一些人的刺激性食物，引起过敏，产生炎症。

- 排除过敏食物的具体办法：先去除饮食中所有可疑的食物。如果你觉着吃肉以后有反应，就不要吃肉；如果你觉着吃了鸡蛋不舒服，就不要吃鸡蛋；诸如此类。在遵循前述的莱姆病食谱的基础上，严格控制饮食 6 个星期后，再逐渐增加食物种类，每次只加一种，观察几个星期，如无反应，再加另一种。如此依次排除过敏食物。

- 记录饮食日志便于发现可疑食物。

免疫支持

- 回避抑制免疫功能的食物——糖。糖抑制免疫的作用已是不争的事实，吃掉 100 克糖，就会使白细胞杀灭微生物的能力降低 40%，这种抑制在摄糖不到 30 分钟内即产生作用，而且可持续长达 10 个小时。

- 多吃增强免疫力的食物：大蒜、洋葱。

- 为减少摄入化学物质，要尽量吃有机食物，还要尽量避免吃加工好的食品。

补充营养

有条件者尽量补充这些营养：多种维生素、鱼油（至少 1000 毫克/次、2 次/日）、甘氨酸镁（200 毫克/日）、维生素 C（1000 毫克/次、2 次/日）、益生菌、胰酶、维生素 B12（1000 微克/日）。多吃新鲜蔬菜、瓜子和坚果也是好的维生素和矿物质的来源。多吃蛋白质，如：低脂肪鱼、无皮鸡、瘦肉、蛋。

自制功能饮品

- 肝脏排毒饮：1 个青柠榨汁、2 大汤匙橄榄油、2~4 瓣大蒜、半杯鲜榨橙汁或葡萄汁、半杯水、少许红椒粉（Cayenne pepper），混合打匀。

- 清肾饮：1 个青柠和 1 个柠檬榨汁、48 毫升水、24 毫升小红莓汁、少许红椒粉，混合打匀，将这些饮料最好在 15 分钟内喝完。

- 蔬菜汁：有利于排毒，又补充营养和酶。选用低糖的蔬菜，如菠菜、芹菜、黄瓜，加入少量胡萝卜、苹果或甜菜根，榨汁喝，每天一、二杯，可以减少赫氏反应。

第一章　第十三节　针对特别症状的治疗

失眠

　　失眠是许多莱姆病人遇到的一个难治性问题，从前的一个沾枕头就睡着的人，可以忽然间变得彻夜难眠。睡眠不足加重疲乏，引起烦躁不安，使原已晦暗的心情更加阴郁。

★睡眠卫生：

- 不喝咖啡及红茶。

- 睡前两小时不再喝水、吃水果。

- 洗个热水澡或泡个热水脚，关掉电视及大灯，只留一盏床头灯，看一本平淡甚至枯燥的书，待睡意降临，关灯即睡。

- 营造良好的睡眠环境：要睡在完全漆黑的房间里。

- 常起夜者，将夜壶备至床边，起夜时不要看时间，尽量让意识保持在半混沌状态。

- 下午即不再小睡，如若困倦，可以用散步、看电影、唱歌、干家务活、体育活动等方式驱散睡意。

★有助于睡眠的药物：

　　改善睡眠的药物虽然有多种选择，但并非多多益善，而是应该一种一种的试，倘或一种起了作用，毋需加用其他。

- 褪黑素：是脑部的松果体在夜晚缺少刺激时产生的一种自然激素。睡眠周期的打乱、老化、一些慢性疾病会降低褪黑素的产生。它是体内氧自由基的清除剂。氧自由基和一些内毒素有协同损伤神经的作用。

　　剂量：0.6～3 毫克，睡前 1～2 小时服用。不同人对褪黑素的剂量反应不同，一些人 0.6 毫克即有效，而有些人则需要更高的剂量。在 3 毫克的剂量时，有人在次日表现为精神抖擞，有人却表现为委靡不振。因此，服用剂量应从最小量，即 0.6 毫克开始，服用一周，体会睡眠和次日的精神状态是否有所改善，若没有，则缓慢加量。

- 缬草根：用量因人而异，应从小剂量开始，如 500 毫克/日。副作用可有头昏嗜睡，所以用药时不能开车。也有很少的人可能会有过敏反应。

- 德国洋甘菊提取物：有使心情安静、诱导睡眠的作用。副作用：可能有人会过敏；因其含有双香豆素，所以进行抗凝治疗者不能用。

- 其他有助于改善睡眠的药物：牛磺酸、GABA（500～1500 毫克）、茶氨酸（Theanine）。

- 用薰衣草装枕头利于诱导睡眠。

- 医生经验之谈：睡前一个小时服褪黑素，上床前服 2～4 克甘氨酸，如果夜间醒来，再加服一次甘氨酸。

★安眠药：

如果使用了褪黑素、针灸、前述药物和办法都不起作用，短暂（如一、两周）或间断使用安眠药，如左沛眠，以消除因失眠引起的顾虑和不安。安眠药应从最小剂量吃起，逐渐增加剂量，使既睡得香，第二天又不昏昏沉沉。

神经症状

莱姆病感染可使中枢神经系统中产生喹啉酸，它是一种神经毒素。白藜芦醇、硒、锌、铜、褪黑素有协同清除喹啉酸，保护神经的作用。

★乙酰－L－肉碱与 SAM-e（S-Adenosyl Methionine，S-腺苷甲硫氨酸）合用：

- 能够明显地改善短期记忆、情绪和认知力，也有利于心脏和肌肉的功能。

- 剂量：乙酰－L－肉碱 1500～2000 毫克/日、SAM-e 400 毫克/日，空腹，同时服用。

- 其作用要在服用最少 3 周后方开始显现。服用 2 至 3 周后，可以根据需要延长或重复疗程。

★甲基 B12：

- 帮助恢复中枢和周围神经系统，提高受抑的免疫功能，利于恢复正常的睡眠模式，提升体力。

- 口服不吸收，必须注射，剂量通常为 25 毫克/日，连续用 3～6 个月。长期使用没有副作用。
- 每次用药后尿液都会短暂变红，如若尿液不红，说明需要增大剂量，抑或使用的药剂已经失效。

★绿茶：

其抗氧化作用是维生素 C 的 80～100 倍，应该饮用不含咖啡因的制品或制剂。

★冬虫夏草

★胞磷胆碱（Citicoline）：

- 对于改善记忆力和认知力有好处。
- 剂量：500～1000 毫克/次，2 次/日。

★硒：

- 剂量：200 微克/日。因其会降低体内锌和铜的水平，故应与锌/铜补剂同用。
- 副作用：大剂量可能会引起恶心、呕吐、情绪不稳。

★吡啶甲酸锌/铜

- 虽然锌离子在某些情况下有神经毒性作用，但是锌本身有保护海马（脑的一部分）免受内毒素如喹啉酸损伤的作用。铜也有类似的作用。
- 剂量：20～30 毫克/日。
- 注意事项：不要与褪黑素同时服用，褪黑素会结合锌、铜。可以早上口服锌/铜，晚上睡前用褪黑素。

★消胆胺：

- 能够结合螺旋体或霉菌产生的神经毒素。
- 应在用餐至少 30 分钟前服用，与其它药物的服用时间至少要间隔 1 小时。

记忆和认知力损害

★石杉碱甲：

是蛇足石杉（又称千层塔）的一种成分，具有抑制大脑中的乙酰胆碱这种神经递质（递质：顾名思义，传递信息的物质）降解的作用。它比用于治疗老年痴呆症的其他有类似作用的药物副作用少，可以改善老年痴呆症、中风、老年性记忆力障碍者的记忆、认知和行为能力。

剂量：0.05～0.1 毫克/次、2 次/日。

★长春西汀（长春花）：

长春花用于止血，治疗腹泻、头痛、眩晕、记忆力障碍等已有几千年的历史。它增加脑血流，促进大脑对氧和葡萄糖的利用，改善记忆力、注意力、行为和语言能力，减轻眩晕、头痛、耳鸣、烦躁不安，增加视网膜的血供。

剂量：因为曾有对本药过敏的报道，所以起始剂量要小，2～5 毫克/次，3 次/日，饭中服。一周后，如无不良反应，可加至 10 毫克/次，3次/日。

副作用：虽然少见，但曾有病例出现粒细胞缺乏。

★L-乙酰肉碱：

自然存在于脑组织中，与乙酰胆碱有相似的功能，对于老年痴呆症患者有改善记忆、认知和行为的效用。

剂量：1,500～2,000 毫克/日。

★锌：

锌的水平在老年痴呆症患者中普遍较低，而且锌缺乏会使痴呆加重。

剂量：20～40 毫克/日。

大脑的支持

- 对于有易激惹症状者给予牛磺酸（对大脑有安抚作用）或 GABA（γ－氨基丁酸）。

- 对于注意力降低、不能够集中思路、感觉头脑混沌者，一个暂时增加头脑冷静的方法：额头上放一个冰袋，同时双脚放于热水盆里。

- 具有抗组胺作用的草药（如荨麻）和具有抗氧化作用的槲皮素有助于减轻注意力不集中。
- 补充 Ω-脂肪酸利于神经系统的恢复。
- 其他药物：维生素 B6、复合维生素 B、银杏叶。

头痛

土茯苓可以减轻头痛和偏头痛，加入维生素 B12 和叶酸更有辅助作用。

抑郁、焦虑

- 有时仅加用镁和硒就能帮助不小。
- 5-羟色氨酸、维生素 B6 是人体用以合成血清素的原料，有利于治疗抑郁。
- 有些病人的抑郁、焦虑是由于存在去甲肾上腺素的缺乏，这可能是体内甲基化过程受损的结果，需要服用叶酸和维生素 B12。
- 每天吃一茶匙一水肌酸益于减轻抑郁。
- GABA、L-茶氨酸可以减轻焦虑。

面神经麻痹

抗生素是对这一症状的有效治疗，一般需要数周才能使症状消退。汉防己（又称白木香、粉防己）亦有效，具有协助抗生素的作用。

★汉防己

- 作用：减轻神经和关节的炎症，减轻眼部病变，还具有保护内皮细胞和免疫调节的作用。特别适用于莱姆病伴有如下症状者：面瘫、眼部病变（出现结膜炎、葡萄膜炎等）、关节炎、神经病变。
- 剂量：5～10 克/日，水煎服，也可以磨成粉末，装入胶囊口服。
- 副作用：便秘。
- 值得一提的是，广防己（亦称防己马兜铃）有时会被误认为汉防己。比利时的一个减肥诊所曾经误将广防己用作汉防己，结果致使一些病人出现马兜铃肾病。

- 禁忌证：汉防己有钙通道阻滞作用，因此，有房室传导阻滞（一种心脏病）的患者禁用，服用钙通道阻滞剂、地高辛、β 受体阻滞剂、或抗心律失常药的患者禁用，严重低血压的患者禁用。

眼睛问题

很多莱姆病人感到眼前有飞蚊，视物模糊，眼睛有压胀感。莱姆螺旋体破坏胶原组织，这些被破坏的胶原不能得到适当的处理而在眼睛的房水中积聚，阻碍房水的正常引流，使得眼内的压力增高，压迫视神经，导致视物模糊、光晕等类似于轻度青光眼的表现。

- 汉防己：见前述，药液也可以用来洗眼睛。
- 长春西汀：10 毫克/次、3 次/日。
- 维生素 C：1 克/次、3 次/日。
- 锌：20～40 毫克/日。

肌肉抽动、抽搐、刺痛，皮肤虫爬感

维生素 B12 和镁的缺乏在慢性莱姆病人中很普遍。肌肉抽动、抽搐、刺痛或皮肤虫爬感可以是这两种物质缺乏的主要症状。

- 维生素 B12：1,000 微克/日，当症状消退后减至 500 微克/日。
- 维生素 B6：100 毫克/次、2 次/日，症状消退后减至 50 毫克/次。
- 叶酸：400 微克/日。
- 镁：200～400 毫克/次，3 次/日。注意：疑似或确诊有高度房室传导阻滞的患者应在医生的指导下服用。

关节痛、关节炎

葡萄糖胺、MSM（Methylsulfonylmethane 甲基硫酰甲烷，国内有称之为有机硫的）、软骨素、透明质酸，所有这些成分都有保护、营养结缔组织和关节的作用，对各种关节病均有裨益。

- 汉防己
- 续断：促进血循环，减轻疼痛，有助于慢性病的恢复，特别适用于腰背部和四肢的疼痛和水肿。

- 维生素 A：维生素 A 缺乏者关节的炎症反应加强。剂量：5,000～10,000 单位/日。
- 荨麻：可以烹煮后代茶饮。
- 辣椒素软膏：外用于疼痛关节的局部。注意不要用接触了药膏的手揉眼睛或触摸其他薄弱的皮肤或黏膜部位，要彻底洗手。
- 姜黄素/菠萝蛋白酶复合剂：姜黄素是从黄姜中提取出来的一种成分，具有强抗炎性；菠萝蛋白酶是从菠萝中提取的一种成分，不但有消炎作用，对于慢性莱姆病人还能增强其免疫力。

  剂量：市售产品有不同的剂量组合，姜黄素 400～800 毫克/日，菠萝蛋白酶 250～750 毫克/日。

心绞痛和心脏问题

★山楂：不但降低血脂，对血压还有双向调节的作用，如血压过低则升血压，如血压过高则降血压。山楂扩张心脏的血管，增加心肌的血流供应，并且使心肌收缩更慢、更持久、更有力。山楂中含有原花青素，是一种类黄酮物质，具有保护胶原组织、增加其弹性、加强胶原纤维间交联的作用，并因此而增强血管壁的韧性；它同时还是强的抗氧化剂，具有抗炎作用。

★阿米芹（Khella）：在埃及用于治疗心脏病和心绞痛已有数千年的历史。它能迅速扩张供应心肌的冠状动脉，增加心肌的血供。

  剂量：250～300 毫克/日。

  禁忌证和副作用：可引起皮肤对光过敏，少数病例可出现轻度肝脏发炎或黄疸。

★黄芪

★L-肉碱：可以减轻心绞痛，改善心肌的能量水平。剂量：500 毫克/次、3 次/日。

淋巴结肿大、淋巴系统滞缓

机体的免疫系统在对抗细菌的　过程中，产生的死细菌和残败的免疫细胞要由淋巴系统进行处理。因此，在急性感染期，如同行车高峰期高速公路会塞车，淋巴系统趋于阻滞，表现为淋巴结肿大。淋巴系统只有能够高效率地清除废物，免疫防卫才会有效力地进行。

★红根鼠李：

- 有助于将死细胞从淋巴系统内清除，改善淋巴循环。
- 剂量：红根鼠李酊剂（根 1:5 泡于 50 度白酒）30～90 滴/次、1～4 次/日。
- 禁忌证：孕妇以及使用抗凝血药或促凝血药的患者禁用。

★按摩：

除了促进淋巴回流，按摩还能降低血压、减轻焦虑和抑郁、消除紧张、增进血循环、减轻疼痛、增强关节活动性。

慢性疲劳

- 刺五加：服用 2 个月。
- 谷胱甘肽、维生素 B12
- 按摩

肾上腺功能不足

长期生病会造成肾上腺疲劳，随之会出现甲状腺的功能失调。治疗时应先调整肾上腺的功能，待肾上腺功能充分恢复后再治疗甲状腺功能。

肾上腺疲劳会阻碍治疗的进展。当在抗莱姆病原体治疗下迟迟不能看到效果，而且极度乏力、抑郁等症状始终不能得到很好改善时，应当考虑肾上腺疲劳或许为影响康复的一个因素。有医生认为，这时，可以小量使用皮质激素来补充肾上腺功能，又不使原有的肾上腺功能受到抑制。

- 服用维生素 B6+维生素 B5+维生素 C。
- 草药可用地黄，或印度人参和红景天。
- 冬虫夏草对肾上腺有好处，同时也是一味抗衰老药。
- 待肾上腺的功能恢复后，每日补充碘来恢复甲状腺，也可以配制饱和的碘化钾溶液，揉擦于 前臂。碘还有促进免疫功能的作用。

胰腺支持

许多莱姆病患者出现胰岛素抵抗。或可起到稳定血糖作用的药物有：胰酶、匙羹藤、越橘。

胃肠道问题

消化功能的障碍是莱姆病人最常见的问题之一。有如下五个主要原因：①药物的副作用；②合并胃肠道感染，例如幽门螺杆菌、寄生虫、艰难梭菌；③由食物过敏和/或麸质蛋白引发的炎症；④肠道正常的菌群失调，白色念珠菌过度生长；⑤莱姆螺旋体以及其他合并感染的病原体在肠道浓集。

肠道对于康复的作用不容小视。肠道不光是消化器官，肩负着吸收营养的任务，还是重要的免疫器官，结肠壁遍布着由淋巴细胞聚集成的淋巴滤泡。当肠道内壁表面的细胞不完整，细胞间连接的缝隙变大时，一些正常状态下不能透过肠道内壁表面进入血循环的大分子物质，就得以漏入血液，刺激免疫细胞发生炎症反应。

莱姆病人至少在治疗之初的前三个月，应当严格去除食物中的过敏原。严格忌食是必要的，不过这不是一个终生宣判，当肠道黏膜愈合、肠道菌群恢复后，一些食物便不再致敏，可以重新被列入个人食谱。

对消化道失衡的治疗：清除肠道的致病原，包括过敏的食物、寄生虫；补充必要的消化酶（胰酶）；引入对肠道有益的细菌；补充修复肠壁表面的营养物质。

莱姆病人应该每天大便，如果不能，可以选用如下任一促进大便的方法：纤维素、镁溶液（除外合并巴尔通体感染者）、芦荟、鼠李皮、番泻叶、蒲公英根、洋车前子壳粉、胡麻籽粉。有医生建议，病人每月进行一次结肠灌洗，并根据便秘的情况需要，做咖啡灌肠。定期清理肠道有利于保护肠道壁的黏膜更好地吸收营养。

控制组胺

- 组胺是介导身体过敏反应的物质，也是一种神经递质，影响体温、睡眠、代谢、情绪甚至思维能力。

- 许多病人体内的组胺水平高，表现为过敏、红耳朵、皮肤划痕症（用一支钝头铅笔在皮肤上轻轻地划，过一会儿就会出现明显凸起的划痕）。

- 减少体内，特别是脑内的组胺水平很重要，尤其对于有过敏或神经莱姆病的小孩更是如此。

- 降低组胺的草药有：荨麻、槲皮素、穿心莲。

- 较重的病人可以用苯海拉明或酮替芬来帮助减轻脑雾（即大脑如深陷浓雾，混沌不清）以及过敏症状。

第一章　第十四节　排毒

莱姆病人需要排毒

- 疏螺旋体产生神经毒素，这些神经毒素可以引起许多脑病的症状，而且可以阻断激素的受体，干扰内分泌激素的功能，还会引起持续的炎症反应，表现为病毒感染样的症状。患莱姆病的时间越长，患者体内的神经毒素就越多。

- 感染的细菌、寄生虫、真菌等微生物在我们的体内不断产生毒素。

- 我们的身体在正常的新陈代谢过程中也会产生毒素。

- 我们从周围环境中不断摄入和沉积着毒素：化学毒物、重金属、辐射。

清除神经毒素

★消胆胺：

- 当口服大剂量时，它可以结合肠道内的神经毒素，阻止神经毒素被重吸收。口服几个星期后，体内神经毒素的水平得以大幅度降低，临床表现可见改善。

- 通常需要口服一个月或更长，且常常要反复治疗。

- 不但结合毒素，也会结合很多药物和维生素等，所以，从服药前半小时至服药后二小时内，不要口服其他任何药物。

- 每日需口服 2～4 次。副作用是胀气和便秘。多喝水、服用和缓的通便剂可以减轻这一副作用。

★静脉滴注维生素 C 和谷胱甘肽：

- 能够增加力量、降低疼痛、改善神经系统的功能，并能减少头痛和偏头痛的发生，尤其是静脉用效果更为迅速而显著，作用可持续数日。

★Ω-脂肪酸和卵磷脂：帮助清除脂溶性和脑内的毒素。

排除重金属毒素

★重金属毒素

- 重金属毒素的危害：环境和食品污染导致慢性重金属中毒，最常见的有汞、铅、镉。低剂量重金属中毒的症状有时与莱姆病相似，如：注意力降低、记忆力减退、震颤、思路不清等。重金属减少自然杀伤细胞的数量，降低免疫力。

- 通常采用抗生素和（或）草药的抗感染治疗在先，当病人相对稳定，或者治疗进展达到了一个平台期，这时重金属或许就是阻碍前进的因素，此时可以开始将排毒纳入治疗。不过，也有医生认为排毒治疗应先于抗感染。

★可选用药物

- 口服药有：小球藻（chlorella）、沸石（Zeolite）、香菜、DMSA（二巯基丁二酸）、DMPS（二巯基丙磺酸）、EDTA。
- 对严重的重金属中毒：静脉用 EDTA。

★医生经验谈

- 医生甲：一般强度：每三天一粒 DMSA 胶囊，每天服用小球藻；高强度：DMSA 胶囊 400 毫克/次、3 次/天、服 3 天，此后 11 天内停用 DMSA，补充锌、镁、钙、铜等金属元素。
- 医生乙：用 EDTA 和谷胱甘肽栓剂，不喜欢栓剂者也可以用口服制剂。EDTA 对铅的螯合作用好。
- 医生丙：DMSA100 毫克、每三天一次，同时服用氮乙酰半胱氨酸和 α-硫辛酸。DMSA 对排汞更为有效。

排除消化道毒素

- 如果病人有很多消化道症状，如腹胀多气，那么应先排肠道毒素，再进行肝脏的功能排毒。
- 服用医用皂土和洋车前子来结合肠道毒素，服用几天后可以减轻胀气。
- 一些纤维素，如药蜀葵根（Mashmallow root）、赤榆皮、洋车前草籽壳，可以通便并结合肠道毒素，理想的大便次数是每天二、三次。
- 沸石（Zeolite）可以吸附消化道的毒素，但是对神经毒素和组织内的毒素无效。

- 肝脏的排毒可选用：氮乙酰半胱氨酸、谷胱甘肽、水田芹、新鲜覆盆子。

- 有助于肝脏解毒的食物有：大蒜、洋葱、绿叶蔬菜、坚果、各种瓜子和种子。

- 多喝水，尤其是多喝新鲜柠檬汁加水（柠檬汁挤在水里）可促进排毒。每天喝 2～3 杯加有新榨柠檬汁的温开水，使用吸管喝，饮用后用清水反复漱口或刷牙，可以减少对牙质的酸蚀。

远红外线桑拿

远红外线桑拿是帮助身体排毒的一种好方法，它比蒸汽桑拿的优越之处是热量能够穿透身体更深层的组织。它的实际温度虽然低于蒸汽桑拿，却仍能激发范围更广的排汗、排毒，而且也不像蒸汽桑拿那样令人感到闷热难耐，反而有如沐浴在阳光中的温暖舒服。

病人在起初使用远红外线桑拿时应悠着来，将温度设得低一些、时间短一些，大约 38ºC、数分钟，每周 1、2 次，为的是防止蓄积在体内的毒素一时间被大量代谢，也防止体内的病原体短期内死伤太多，释放过多的内毒素。若不然，桑拿后可能会感到不适，比如乏力、头痛、皮疹、无精打采等。这些症状通常是一过性的，有时会持续几天，随着体内毒素的减少而消退。随着身体的适应，可以逐步增加温度和延长时间，直至每次 30 分钟，每周 3～4 次。

市场上有便携式桑拿箱，适合家庭使用，购买时，一定要确定它是远红外线桑拿，而不是普通的加热桑拿。

泡热水澡

- 海盐浴：热水中加入 1～4 杯海盐。海盐里有多种有益于人体的矿物质，可以使人放松、减轻压力、减少液体潴留、减缓皮肤衰老、安抚神经系统、放松肌肉。

- 泻盐（硫酸镁）浴：热水中加入 1～4 杯泻盐。热水刺激排汗，硫酸镁能促进排毒并放松肌 肉。睡前进行泻盐浴，可使神经、肌肉放松、安定，帮助入睡。

- 小苏打浴：热水中加入 $1/2\sim1$ 杯小苏打。可以安抚皮肤，减轻湿疹和其他皮肤炎症的瘙痒，也可以减轻阴道霉菌感染的瘙痒和刺激症状。可以将海盐或泻盐与之联合使用。
- 泡澡时在热水中加入两滴薰衣草精油可以提高睡眠质量，亦改善心情。

热水泡脚

如果因条件所限，没法泡澡，热水泡脚也有好处。最好用深一些，能泡到小腿的木桶或塑料桶，木桶保温较好，减少换水之劳。尽量保持水温多泡一会儿，能泡至出汗最好。虽然泡脚的效果不及泡澡，可是能做点什么总比不做什么好。

干刷皮肤

好处：辅助疏通淋巴系统（淋巴系统是机体的废物处理系统）、开放毛孔以利于重金属等废物的排出、改善皮肤表面的血循环、清除死皮。

方法：选择不软不硬的猪毛刷，朝向心脏的方向，在全身各处干刷。

淋巴引流按摩

按淋巴引流的方向——通常是从外周朝向心脏的方向，按抚皮肤。这会帮助淋巴液的流动、回收，减轻组织的肿胀和疼痛，并起到深度放松的作用。

结肠水疗

就是结肠灌洗，是通过一个封闭的导管系统，将温水导入结肠，而后排出，清洗整个大肠。结肠灌洗对于便秘和肠蠕动慢的病人特别有益，它可以清除长期沉积于肠壁的废物，刺激肝脏、肾脏和淋巴系统倾泄毒素。在水疗过程中还可以将益生菌直接导入肠道。

医生推荐的其他排毒措施

- 离子清理足浴：有的医生、病人对离子足浴的排毒作用有争议。

- 咖啡灌肠

- 空气清新器：滤除室内的真菌孢子和污染物。

第一章　　第十五节　　针对合并感染的治疗

巴贝西虫的治疗

★抗生素疗法：

- 阿托伐醌 750 毫克/次、2 次/日，加上一个红霉素类药，如：阿奇霉素、克拉霉素、泰利霉素。这种组合据称胜过奎宁＋克林霉素。可以加用甲硝唑或复方新诺明来增加疗效。也可以用：羟基氯喹＋阿奇霉素，或者，甲硝唑＋阿奇霉素。

- 阿托伐醌是治疗巴贝西虫的有效药，但是不能清除脑内的感染。甲氟喹能够更好地进入大脑，但是它的药力非常强，为避免大脑发生过强的赫氏反应，不要一开始就用甲氟喹，而是用阿托伐醌稳定病人两个月后再用甲氟喹。

- 疗程：对于急性病例，通常为 3 周；慢性、长期患病、和有合并感染者，需要至少 4 个月的治疗。

- 长期治疗过程中需要每三、四周化验肝功和血象。

★中草药：

1. **青蒿素**

- 效用：抗疟原虫、巴贝西虫、弓形体、肝吸虫等多种原虫，以及其他寄生虫；抗病毒和皮肤真菌感染。对于莱姆病人，青蒿素主要用于巴贝西虫合并感染，它能快速分布于全身，并透过血脑屏障进入脑组织。

- 剂量：300～500 毫克/日，服用 30～40 天。

- 用于治疗疟疾时，需要更高的剂量，通常第一天为 500～1,000 毫克，以后为 500 毫克/日，再服 4 天；也有用 800～1,600 毫克/日、连服三天的。两周后再重复一个疗程。

- 副作用：大剂量青蒿素可以引起胃肠不适、恶心、呕吐、没有食欲、腹痛、腹泻，更高的剂量（5,000 毫克/日，连服 3 天）可以引起药物性肝炎。

- 孕妇慎服，特别是在妊娠的前三个月内。

2. **红根鼠李**

作用：刺激和强健淋巴系统，减轻肝、脾的炎症，亦有化痰、收敛止血、促进凝血的作用。

3. 贯叶泽兰（又称贯叶佩兰）

- 作用：增强免疫、发汗、退热、放松平滑肌（如胃肠道壁）、消炎、刺激外周血循环。

- 热茶饮：1 茶匙草药加入约 200 毫升热水中，泡 15 分钟。只有热饮时，它才有发汗作用。所以，在活动感染期、或有发冷/发热时，应趁热饮用，1～4 次/日。

- 冷茶饮：约 30 克草药加入大约 1 升的沸水中，浸泡过夜，过滤后服用。冷茶饮对消化道黏膜有益，还有保健肝脏的作用。

- 副作用：恶心、呕吐，冷茶引起的恶心较轻。

4. 白叶藤（Cryptolepis Sanguinolenta）

是产于西部非洲的一种植物，当地居民用其治疗疟疾。

★配方

- 之一：青蒿素、贯叶泽兰、红根鼠李。
- 之二：白叶藤、土茯苓、贯叶泽兰。
- 之三：白叶藤、黄花蒿、川续断。
- 之四：阿托伐醌、阿奇霉素（或克拉霉素）、甲硝唑、青蒿素（300 毫克/次、3 次/日），高剂量，脉冲式给药，每周四天给药、三天停药。

巴尔通体的治疗

★抗生素疗法：

- 左氧氟沙星 500 毫克/天，服用至少一个月，较重的病人则需 3 个月以上。

- 如果疗效不佳，再换用耐受性相对较差的利福平或强力霉素。

- 有医生建议，不要把红霉素类药物与左氧氟沙星合用，因前者会降低后者的药效。

- 有报道说，如果之前用过奎宁样药物，如阿托伐醌，可能会降低左氧氟沙星的效用。因此，同时感染了巴尔通体和巴贝西虫的病人，应首先治疗巴尔通体。

- 左氧氟沙星的副作用小，易于耐受，但是当出现疼痛的肌腱炎时当立即停药，否则可能会引起肌腱断裂。有医生建议给病人补充镁，或可预防这一情况发生。一旦出现肌腱炎，静脉滴入镁和大剂量的维生素 C，可获得迅速减轻。
- 左氧氟沙星不能用于 18 岁以下患者，可代之以阿奇霉素。

★中草药治疗：在原有针对莱姆病的治疗基础上，可以加用虎杖、贯叶佩兰茶饮和红根鼠李。

埃立克体的治疗

★抗生素疗法：

- 可选用药物：强力霉素、米诺霉素、四环素、利福平。
- 强力霉素 200 毫克/天，连续用 2～4 周。对于病程长、病情重、有免疫缺陷、或年迈的病人，酌情增大剂量、采用胃肠外给药或延长疗程。若即便如此，疗效仍不令人满意，这时可加用利福平 600 毫克/日。

第一章　第十六节　关于锻炼

康复锻炼

莱姆病人如不进行身体锻炼也不能恢复正常，应保持休息和运动的平衡。过多的卧床会使病人愈发虚弱、疲劳和沮丧；反之，太多的运动又会使症状加重。因此，要充分地休息，还要努力起来活动。积极锻炼身体，会增加组织中的供氧，提升体温，这些都有削弱莱姆螺旋体的作用。此外，就像对正常人有很多好处一样，锻炼身体对于莱姆病人也有同样的好处，对莱姆病的康复有积极的作用。

前面提到过的"莱姆通"卜医生认为，锻炼身体要间断进行，完全休息日和锻炼日应交叉安排。比如，开始时可以 1 天锻炼，3～5 天休息，随着体力的恢复，需要的休息日间隔就越来越短，但是绝不要连续两天锻炼。而且，在康复之前，不可以进行有氧运动，而以每次一个小时的无氧运动（如举重、俯卧撑、器械锻炼）为宜。

练习腹式呼吸

腹式呼吸是婴儿和小孩的呼吸方式，随着长大，我们渐渐使用胸廓和肩部的肌肉来呼吸，而较少用腹式呼吸。养成经常练习腹式呼吸的习惯，可以减轻压力，改善脏器的循环。

方法：选择一个舒适的体位，或坐、或立、或仰卧，保持背部伸直。做深呼吸，气由鼻入经口出。吸气时让气体充满肺后，向外推鼓腹壁。呼气时想象感觉到压力被排出体外，充分呼气，感觉呼气末腹壁收回。连做七个呼吸后，休息两分钟，再重复。

第一章 第十七节 其他疗法

如何看待非正统疗法

在此介绍的方法皆取自医生和病人的经验，它们无一不是缺少严格的科学实验和临床研究的。你完全有理由对它们不屑一顾。但是当你陷入绝望时，来这里抓一根稻草，说不准还真能救命。怎么说，绝望都是最要命的。

名门正宗的 IDSA（美国感染病协会）说了，除了单一的抗生素治疗，不建议联合抗生素治疗，不建议高压氧治疗，不建议维生素治疗，不建议臭氧治疗，不建议……，总之，教科书上没写的，都不建议。病人要是来问，可否换个非传统的疗法？医生的标准回答就是："因为对它的研究不够充分，没有十分充足的证据证明它确实有效，而且对它可能的副作用也没有全面的研究，所以我不向病人推荐这种疗法。"——纯系圆滑的外交辞令。我说"不推荐"，我可没说"反对"，用与不用是你自己的事，用好用坏跟我没关。万一我说"可以试试"，你破费了一气，扎鼓了一通，病痛依旧在，又出现了点副反应——这是完全可能的，你怒从胸中起，怪罪于我，告上法庭，我可就捣饬不清了，尽管我是出于痛病人之所痛的一片好意。相反，只要我是照着教科书说的、做的，不管病人出现了啥情况，我都能在法律面前把自己摘巴干净，不惹麻烦。

想着这些，我自然而然对那些不跟病人掏心窝子的医生深表理解，俺不是也教育孩子明哲保身吗？我儿子曾问："奥丽维娅的嘴每天都很臭，我能不能告诉她，让她去刷牙？"我说，儿子，这可千万使不得，她的口腔卫生事小，万一她妈到校长那儿告你 Bully（欺辱人）事大——印度大妈爱提意见着呢（这话没跟儿子说出口）——咱忍得了就忍，忍不了就躲，别给自己找麻烦。再说，谁没有臭的时候？

同样都是人，怎能要求医生必须思想境界比咱高，说话比咱更实诚？

我是抱着开放思想的态度面对各种疗法的，即使对一些以前闻所未闻的疗法，只要在道理上似乎讲得通，我就觉着不应该先一棍子将它们当成伪科学打死。只要是无毒无害的，确实有成功先例的，排除了封建迷信的，不带神乎其神的江湖气的，不用铤而走险的，有条件的病人不妨试试。毕竟人们对这个世界的认识只是冰山一角，焉知别人那些非正统医学的经验方法就一定是伪科学。在科学的范畴里，更多的还尚未为人知，或者，人们自以为知道了，其实并不知道。对于一个病人来说，重要的还是那句名人名言："不管黑猫白猫，抓住耗子就是好猫。"管它是所谓的真作用还是安慰剂作用，只要见到了疗效，对这个病人来说就是好作用。

实话实说，下面介绍的这些仪器的治疗原理，我读来都是似懂非懂，罗列在此，仅供读者参考。

Rife 治疗仪

市面上有多种生物能量治疗仪，Rife 治疗仪是其中比较常用的。它的理论基础是：每一种活的生物在某一特定的电磁频率下都会发生共振。螺旋体和其他一些病原体的频率已经明确，Rife 治疗仪能够发射该频率来杀死病原体，就如同一个歌剧演员引吭高歌时，如果她歌声的频率碰巧跟歌剧院窗玻璃的频率一致，窗玻璃就可能被震碎。电流还可能会破坏病原体通过结合于正电子（如钙、锌、镁、铅、汞、镉等金属离子）而形成的生物膜结构，破坏生物膜构架的稳定性可以使细菌更易受到抗生素和抗生草药的攻击。

有些病人对 Rife 治疗仪的感觉是，它杀灭螺旋体的效果很好，但是也因此容易引起令人痛苦的赫氏反应。尤其是当使用了太多的频率、一次治疗太长的时间或使用太过频繁时，赫氏反应可能会很强。有的医生的体会是：它并不能治愈病人，但是有助于降低病原体的负荷。

BodiHealth 仪

BodiHealth 仪利用低频电流引起细胞水平的变化，电子被引入体内，可以被细胞用来修复电子壳层。每个细胞都有由原子和中子构成的核和核外环绕的电子，当电子壳层丢失或获得电子时，都对细胞产生自由基损伤，破坏细胞的功能。BodiHealth 仪的抗自由基氧化作用可以促进细胞愈合。BodiHealth 仪本是一种用 于治疗疼痛的仪器，一些临床观察发现，它还有破坏微生物的作用，表现为病人刚开始治疗时会出现赫氏反应。这种疗法可以单独使用，也可以同其他疗法联合。接受治疗的病人会感到体力增强、疼痛减少、神经功能改善、睡眠提高、活动能力增加等等诸多疗效。

光子治疗

生物光子理论认为，所有生物都产生生物光子，细胞用它来相互交流信息。这一理论在 1923 年首先由一位俄国科学家提出，1974 年德国的一位生物物理学家又在一片质疑声中进一步提出了生物光子发自于细胞 DNA 的学说，并发明了测量微生物、植物、动物的生物光子的仪器。根据这些发现，法国生物物理学家 Daniel Giron 首先研发了光子治疗仪，这就是在欧洲用来治疗莱姆病的 Bionic 880 的前身。Bionic 880 有不同的频率，对某一疾病选择合适的频率是取得治疗成功的关键。

生物光子治疗并不能直接杀灭螺旋体，它通过增强免疫系统而提高机体对病原体的自然杀伤能力。人体每个细胞里都有至少 1000 个线粒体，这一个个微小的线粒体就如同一个个微型发电站，产生供人体利用的能量——ATP。人体每天产生、利用大约 70 公斤的 ATP，可见 ATP 的作用有多么重要。在 ATP 的产生过程中需要有电子的传递，而慢性病患者的氧吸收和电子传递发生障碍，造成 ATP 的产生难以进行。Bionic 880 发射波长为 880 纳米的光子，这种光子可以被机体利用，来消除电子传递系统中的障碍。

相对禁忌证：结肠炎患者，光子可能会引起结肠出血或绞痛；正在服用药物治疗抑郁症的患者，光子可能会使药物无效；装有心脏起搏器的患者在治疗时，应避免光子直接对准起搏器。

臭氧治疗

臭氧在增加细胞供氧的同时，还能直接杀伤病原体，并氧化、中和一些毒素。

治疗形式：直肠、结肠、耳和阴道臭氧充气、臭氧桑拿、饮用臭氧化水、食用臭氧化橄榄油或臭氧化 的一些植物精油。

臭氧化水、油与生物光子治疗相联合可使疗效更好。

注意事项：不要将臭氧吸入肺。臭氧发生仪应当与纯氧连接，否则就会产生有害气体。

高压氧

高压氧治疗不但能加快细胞愈合，细胞内高浓度的氧也不利于微生物的生存。通常给予 2.4～4.8 个大气压，90 分钟，一般需要 30～40 次治疗。

远红外线桑拿

慢性莱姆病，尤其是合并其他感染者，血黏度增加，影响血流、血供，手足冰冷是一个普遍症状。血循环差、组织缺氧，是厌氧微生物喜欢的环境。远红外线能够穿透深部组织进行加热，不但促进血液循环，而且破坏潜藏于深部组织、细胞内的螺旋体。莱姆螺旋体对热非常敏感。有居住在疫区的人介绍经验：每当蜱咬后，把蜱咬部位在热水中浸泡一个小时，或者用电热风对着该部位吹一个小时，就可以避免牛眼型皮疹。远红外桑拿还是一个有效的发汗排毒手段。

进行桑拿时和桑拿后，要多喝水，以补充水分，促进排毒。

第一章　第十八节　　疗法的选择

办法有许多，如何做选择

★改善生活习惯、饮食疗法、心理减压、暗示疗法都简单易行又十分重要。如果忽视这些方面，单靠打针吃药达不到理想效果。

★不差钱的话就要多方尝试。那些营养支持和增强免疫的药品，能多补充一种就多补充一种，如果因此而每次服药太多，撑得难受的话，就保留基本的几种，其他的轮流服用。

★长期抗生素疗法费用高，且不一定是最适合你的，是否采用，要根据病情来审度。如果刚被蜱咬或发病早期，一定要不惜代价用足抗生素。早期也许是将病菌从体内彻底清除的唯一时机，机不可失。但是对于慢性莱姆病人，如果没有严重的神经系统的症状，抗生素就显示不出多大意义。

★对于各种疗法，能联合用就联合用，不能联合的就轮着来。比如，在抗生素治疗时不能做肝脏排毒，那就在抗生素治疗的间歇期做。再比如，臭氧疗法会使许多服用的维生素和药物失去作用，那就在臭氧治疗期间只用远红外桑拿和盐浴、按摩等物理疗法。

紧紧巴巴的工薪阶层该如何是好

莱姆病是个破财的病，治疗有时要持续数年乃至余生，病人常常为此千金散尽，所用的药物堆积如山。工薪阶层的病人在选择疗法时必然要受到经济承受能力的限制。但是，经济条件差的病人绝不是没有指望。如果在生活习惯、饮食疗法、心理减压和暗示疗法这些几乎无需花费的方面都能努力坚持做到位的话，就已经迈出了多少药物都难以达到的巨大的一步。

在治病方面不一定就是"便宜没好货"，下面是供差钱儿的朋友参考的几种费用不高又有效的疗法：

- 中草药：长期服用比抗生素便宜，配伍得当者，作用范围广。

- 大剂量维生素 C 静脉治疗受到许多慢性病人的好评。

- 远红外线桑拿：有财力的朋友可以在家里装个桑拿室，躺在里面，从头到脚如沐春光；工薪朋友可以买个便携式远红外桑拿箱；即使连桑拿箱都没有的朋友也别悲观，多晒晒太阳也有类似的效果，尤其是天气暖和，穿着单薄的时候。

莱姆病引起的自闭症的治疗

莱姆病引起的自闭症患儿的家庭应当清楚，为了达到真正的痊愈，患儿的家庭应该对治疗的每一层面都不要忽视。

这些治疗层面包括：

- 抗微生物：草药、抗生素、能量治疗、顺势疗法（欧美国家的一种疗法，本书中未予介绍）。

- 营养：有机蔬菜水果、不含麸质蛋白的谷类、有机草喂养的牛羊肉、不含激素的有机鸡鸭鹅肉。

- 和缓的螯合剂来帮助排毒。

- 开放排毒途径，帮助将死亡的微生物和重金属排出体外；预防毒素重吸收和严重的排毒反应。

- 通过神经反馈、生物反馈、草药、能量医学、光声设备等方法，刺激大脑重建。

- 情绪康复。

- 心理学方面那一套，该怎么进行还怎么进行。

- 避免接触化学物质、杀虫剂、防腐剂、色素、合成添加剂、电磁辐射、转基因食物。

第一章　第十九节　想与病人朋友唠唠嗑

莱姆病的可怕在于它不只造成肉体上的折磨，更造成精神上的无限痛苦，有的病人因不堪其苦选择了自杀。美国有个患莱姆病的 28 岁小伙子，有一天突然跑到教堂，枪杀了牧师后饮弹自尽。小伙子深受病痛的折磨，本是值得同情的，但是临死把自己变成了让别人痛恨、亲人羞耻的坏人，太不该呀。不管怎样不幸，顾影自怜、怨天尤人只会使自己陷入更深的痛苦，不能自拔。也许，多一些悲悯他人的心情，反倒会看到自己不是那世上最苦的瓜。人人活得都挺累，不论外表快乐的，还是外表苦闷的。小伙子活得又苦又累，还有个牧师可以倾诉，牧师便纵有千种愁苦，更与何人说？

美国某大学有这样一位大外科医生，学界名流，是有钱、有身份、有地位的上等人。非但如此，他还有娇妻爱女，有个令人羡慕的完美的家庭。他呈现给人的总是满面春风和幽默谈吐。忽一日，全体同事收到了他发来的电子邮件，说："从新年伊始，我就改名了，不再叫米希尔，改叫米希娜了，而且从此将开始女性着装。"这时人们才知道，原来，这 50 多年，他（还是"她"？）一天天地活得该有多痛苦、多挣扎呀！若不是为其上流社会地位所累，他（还是"她"？）或许早就可以让自己获得精神上的解脱了。

微笑着的面孔后面，各有各的苦。再讲两个苦人的故事。

落魄大叔的故事

说起落魄大叔，那在国内可是被他妈当作成功人士四处炫耀的——又是博士，又是教授（助理教授也是教授），又在美国。他妈每每侃起来，都引来羡慕无数。有羡慕者甚至讨来落魄大叔的电话号码，打越洋电话替自己的孩子讨教成功的秘诀。可实际上，落魄大叔的心里苦着呢！

落魄大叔人到中年，做了多年的助理教授，不能独立，只能替老板卖命不说，还被怕人分去一杯羹的老板打击报复。落魄大叔真没想到，那么大个老板还这么小气，手下人写个标书就受不了了，就立马把他变成眼中钉、肉中刺了。从标书到中标不过百分之一、二的可能，她一个堂堂系主任咋就这么容不得手底下同一种族的人有这么丁点儿发展壮大的机会！她还不就是只敢捏弄中国人。换成白人，你看她敢卡着不给人家签字，让人家投不了标书的？

自然，在老板眼里，落魄大叔乃庸才蠢蛋，写啥啥不成，说起话来也没有水平，还是人家白人脑袋灵。你蠢就蠢吧，最可恨的就是还跟老板要心眼儿。就那点儿个狗屎不如的笨想法还跟老板我藏着掖着的，不为主子倾情奉献，只把些自己不要的 idea（想法）甩给我，你也太不把我这个当老板的智商放在眼里了！就你那点平庸的想法不过是一纸垃圾，你以为我是希罕你那点想法才卡着不给你的标书签字的吗？我们这种有着"黑手党"侠义之气的人，最见不得你这种不忠不义，打自己小算盘的小人。拿人钱财替人卖命。你的生杀予夺全在我的手心，你小子还敢存私心跟我玩？还敢不自量力地想在我的宝地上，用我的资源养肥你自己？你趁早给我卷铺盖走人。

落魄大叔对老板因为个标书而分外眼红深感意外，方才看懂，原来那么牛的一个大老板，平时对别人写啥说啥都看不上眼，口口声声说我在前老板那儿发表的文章都是垃圾，其实也这么没自信，要不然，何以会对手下人写标书痛恨至此呢？没见过那么多美国人大老板都是鼓励、支持、甚至帮助手下人写标书的吗？说我不给你卖命，我写的啥东西，提的啥 idea，到你那儿都被当成了狗屎。怕你以为我占你便宜，我把花我的 grant（基金）招来的博士后都用来给你做课题了，你还要我怎样卖命？你说你对我写的那玩意儿全没看上眼，干什么还愣是卡着，让我没法投标！你这么不遗余力地整我，就不怕把我逼急了闹个鱼死网破？你以为你的地位都是白人赐的，我这种小人物不足为患吗？也有白人想踢你出局呢，他们对你的轻蔑都分明地写在脸上。我要是真去告你一状，告你滥用职权、打压下属，就是他们借以踢出你的一个口实。你说我做的那些研究都是垃圾，你那么牛，为啥还在大学的网站上，把名字开头字母跟你一样的别人的文章鱼目混珠地冒充到你的文章里，来增加你的论文影响力分数？堂堂系主任还干这样掉价的小伎俩！还有，你最宠信的白人博士后从没有原始数据记录，一贯造假，你当然心知肚明。谁不知道呀，一个在实验室里被人称为有 magic hand（魔术手）的人，做啥实验都出结果，没有编造数据才怪。作为学术老板，你对手下人造假置若罔闻，还跟我说过，你在标书里用的那张照片就是他改好的。你的这些老底，哪样见得了光？

落魄大叔在单位里一夜之间被老板打入冷宫，终日灰头土脸、压抑难熬，回到家里也过得憋屈。我倒霉就倒霉在老婆身上，落魄大叔起初还只是暗自这样想。终于有一天，落魄大叔忍无可忍，砸碎了巨幅婚纱照，吼出了心底的呐喊："我没想到我这么恨你！我这辈子最倒霉的就是娶了你这个老婆！"。落魄大叔怒火中烧：谁娶老婆也不是为了要锻炼肋条骨的，我那倒霉老婆，自己没本事，还成天戳我软肋。不管我发表多少篇论文，不管我比远的、近的那么多在美华人优秀多少，我在她眼里，从来就不如根葱。天底下还有我这么混得背的男人吗？世界上最看不起我的人竟是我老婆！那些娶了媳妇忘了娘，把老婆列在第一位的人，纯属弱智。我在娶媳妇前，被我妈夸得学业有成；娶了媳妇后，被老婆贬得这么多年一直怀才不遇。男怕娶错婆——老婆的婆，我跟你说。我在班上受老板狠命挤兑，回到家还要受老婆的奚落挖苦："脚上的泡是自己走的。我多年前就预言你会有今天的下场了，谁让我劝你考board（医生执照），你死活不肯呀？你不是牛人吗？不是觉着自己基因好、智商高吗？不是觉着别人不成都是能力有限，你一定能成吗？你觉着不如你能说、会写、脑子灵的，人家现在去当医生了，前途越走越光明，哪像你这么狼狈？性格决定命运。我跟你说。"

落魄大叔骨子里就带着牛气的基因，总以为，就凭爷儿们这资历，此处不留爷，自有留爷处。可是遍发了一通求职信后，却是无人问津。大半年前，落魄大叔还踌躇满志，准备大展宏图呢。离开了以前的那个不让给自己写标书的男中国老板，本以为现在这个女中国老板开明、大气，可以让他一展善写标书的特长，他就拼命地写上它一打儿标书，拿上它几个 grants（基金），那就是晋升副教授、教授的坚实台阶。可万万没想到，竟是才出尿窝又掉进了屎窝。看来，中国老板都是一样的，都容不得别的中国人混得好。

"我当初离开前老板时，是那么一派意气风发、奔向锦绣前程的得意。"落魄大叔想，"如今，前老板见我这副穷途末路的狼狈相，都笑掉大牙了。他现在咧着大笑的嘴向我发出了邀请：'怎么样，你以为就我 mean（坏）吗？没有不 mean，只有更 mean。还是别做美梦了，乖乖地回来，死心塌地给我卖命吧。'我若是回前老板那儿去，纯粹就是成全别人，恶心自己。再说，这前老板可不是个正派人，小肚鸡肠、欺下媚上不说，还把政府的基金在自己的小公司里五马倒六羊。离小人还是远着点儿吧。"

落魄大叔的老板断了他的工资，逼他限时走人，而落魄大叔找工作的事却一筹莫展，眼看就要失业了，他从没想到自己居然也有失业的这一天，人生的梦想这就要幻灭了。落魄大叔哀叹，我现在想跟我那毒舌老婆离婚都不能，因为没钱。离婚是要花钱的，除了昂贵的律师费，还有七七八八的手续费。花了这些钱，我就拿不出钱来对付失业的日子了。嗨，日子怎么就过成了这样愁云惨雾？那天，学校警告大家注意安全，说校园里有个持枪的。我就特别希望碰上这个持枪者，挨上一枪，一了百了，也让我那克夫的老婆一下子抓瞎，她连怎么付账单都不知道，看她还念不念我的好。我要是这样死了，只是便宜了害得我这么惨的老板。我的人生全被她给毁了。一个失业的人，再想到大学或者研究所谋职是完全没戏的。我当初是以为到她这儿来更有前途才放弃了其他的机会，可是现在，我一点机会都没了。真是天下莫毒妇人心。我的老婆和老板就是我前世的冤家，我就是被这两个妇人撕掉了所有的体面和尊严，我真想死给她们看。我要是在实验室里上个吊，留下一封揭发老板学术造假、滥用职权、害我绝望轻生的遗书，我那老板就彻底完蛋。说不准，我的老婆孩子还能得到一笔赔偿，够我的孩子将来上大学用。落魄大叔越想越觉得，只有如此玉石俱焚才是摆脱愁苦的最好办法。他开始有计划地准备后事，待时机成熟采取行动。

一日，落魄大叔在与老婆的唇枪舌剑中，向老婆露出了要以死来报复冤家的决心。老婆说："我希望你在采取极端行动前，考虑考虑它将对你儿子心灵留下的阴影。而且，我身体不好，能不能撑到你儿子大学毕业都难说，我不希望我儿子成为孤儿。况且，你要是爱我，我花你的life insurance（人寿保险），会感激你的恩情；可是，你这么恨我，我要是花你的 life insurance，会觉着自己是个杀人犯。你要是报复我，我活该倒霉，我不希望你用任何形式报复你老板。你走到今天这一步，也不全赖她，人应该多在自己身上找原因。你要是跟她打官司能获得补偿，那我们就光明正大、理直气壮地跟她打官司。既然打这官司，即使赢了，自己也得不到任何好处，只是整整她，出口气，这种损人不利己的事，咱们还是别干。

　　"我也不希望你背地里给她使任何绊子。她要是没为难你，你会去揭发她实验室的脏事吗？你不是得为她遮着盖着吗？你不是还担心过，要是那个不被老板待见的博士后去揭穿老板的老底，实验室一关门，你的工作就没了吗？如今，老板整你了，你去踹她个窝心脚，这只让你自己显得是心理阴暗的小人。她多行不义，由别人去报复她好了。我只想坦坦荡荡地过内心平静的日子。而且，我宁愿我儿子认为他爸无能，也不愿我儿子从他爸那学来的是怀恨和报复。

　　"我们把房子卖了吧，我可以带儿子去租个一室一厅。我只要能够儿子和我一、两年的生活费就行，其他的你带走，乐意上哪找工作就上哪找工作。要不，你也海归吧，虽然挣钱不多，可是弄个教授当当，人五人六的，可以满足虚荣心，还可以找个小三，开始新生活。以前，我不让你海归，是怕你找小三，现在我心死了，你爱找谁找谁吧。"

　　落魄大叔左思右想，觉着刻薄老婆说的有点道理，便放弃了死亡复仇计划。海归的事也先不考虑，自己向来不是浪漫多情的种，尽管对老婆生厌生恨，但对找小三还劲头不足。自己的那点钱，哪够追女人用的，追老婆的时候不用花钱，而且可以裸婚，追情人不花钱哪儿成？还是暂且对付着过眼下的日子，继续到处找工作吧。唉，痛定思痛，有志向的中国留学生呀，千万别找中国人做老板。

老板们在享受整治下人的快感时，诚该居安思危，下人的毁灭有时很容易就把老板也拉下马。落魄大叔若没及时悬崖勒马，那么落魄大叔的老板必定跟着一块儿栽下去了。这世上，强者和弱者，老板和手下，究竟是谁生活在谁的慈悲之中，很难说。一些海外成功的中国人老板们，可能手下的中国人让你感到他们太蠢、活得太容易，没吃过你当年的苦。他们不配得到这个，不配得到那个，是你慈悲地给了他们生活。他们想跳槽都怕下家来向你了解情况，料你不会说好话。可是你也要知道，那些卑微的、你曾经的和现在的手下的中国人没揭你的短，或许不是因为你没有怕人抖落出来的脏，而是他们不愿用自己的一纸黑状，把你连同你得意洋洋的老婆孩子抛入人生的谷底，尽管你毫不在乎他们的人生。

落魄大叔婉言谢绝了前老板的工作邀请，前老板一把扯下了脸上微笑的假面具，不但从此连起码的礼节都不讲了，对落魄大叔的来信一概置之不理，还四处说起了落魄大叔的坏话。落魄大叔以前还心存幻想，总以为前老板做人不至于那么绝。掐指算来，他给前老板干了整整十年，其他的贡献就不提了，光是自 05 年起，前老板的夫妻店公司开张以来，几年间，由落魄大叔执笔并中标的标书就给前老板的私人公司从政府申请到了 900 多万美元的资金。看来，以前看他是卸磨杀驴的小人，果然没错。其实，前老板显出这副德行一点不奇怪，他若不这么干那就不是他的为人。前老板实验室里的中国人不少，留下的、走了的，背地里没有不骂他的。

这下，落魄大叔再也不敢在求职信中把前老板列为推荐人了。落魄大叔的老婆对他说了："以前你得意时我没有更瞧得起你，你现在就是失业了，我也没有更瞧不起你。以后就是找不到工作，卖菜去，也不要去求前老板。"

脑子不好的话，像庄纳森那样活着也不错

庄纳森是一个曾经与我在同一实验室工作的白人小伙，我们两个的桌子比肩相邻，他就成了有生以来与我说话最多的纯美国人。小庄刚刚

30 出头，是实验室里的技术员，负责管理小老鼠、鉴定新生小老鼠的基因类别、订购和收发实验试剂及耗材、消毒器械、刷瓶子、换二氧化碳罐和液氮罐、安排整理物品、配制试剂、打扫卫生等等，很多在其他实验室里都是做实验的人自己干的事，在这里，支个嘴，小庄就给干了。比如，不知哪个大仙开着水龙头却堵住了下水口，结果水跑了满地，有人见了，喊一嗓子："小庄，跑水了。"小庄就拎着拖把来收拾了，别人至多伸脖子看看，没一点儿要搭把手的意识。

大家对使唤小庄已经习惯成自然。群众向中层小领导抱怨小庄瓶子洗得不及时，小领导同情小庄，觉着得为小庄说两句："以后，各人用过的瓶子都自己洗，不要都留给小庄洗，小庄也挺忙。"小领导的话没有一点儿影响力，大家一如既往，把脏瓶子都撂在水池边，到头来还得小庄洗。全实验室只有我一人善始善终地及时洗刷自己用过的瓶子，小庄倒好像觉着对不起我似的，每次我麻烦他做什么事时，他都欣然相助，蹦蹦哒哒的，像个快乐的小鹿。对于那些拒不刷瓶子的人，以我阴暗的心理分析，他们不是懒，或者不主要是懒，而是不屑——以他们的聪明才智和高级学历来做这种没有技术含量的刷瓶子的琐事，是极大的浪费。小庄每天像个旋转的陀螺一样忙，而实验室里的高知大智者们经常是这样度过时光的：大胡子坐在那一副冥思苦想的样子，是在回味昨夜酒吧里艳遇的 hot girl（火辣辣的美眉），发愁怎样甩掉一心想和他结婚的老板秘书；单身的大胖妞在对已婚的大个子眉来眼去、没话找话；愤世嫉俗的法国老姑娘和内厉色荏的英国大嫂在痛骂老板的有眼无珠，并共谋炒老板鱿鱼之大计。

小庄是我历经几个实验室所见的最忙碌、最认真细致、做的琐碎工作最多的技术员，可是老板不喜欢他，总打算找机会、找借口开了他。我猜老板是嫌他脑子有病，不清楚小庄做了那么多润物细无声的工作，也不了解小庄勤谨的工作作风，或者不觉着这种小卒的勤谨值得赏识和珍惜。

老板说过，小庄有 bipolar（躁郁症），说小庄有一次不知是忘了吃药还是怎的，在班上突然痛哭流涕、犯起病来。我跟小庄一起工作了半年，每天都多少聊聊，觉着老板搞错了，小庄的确爱说，而且语速很快，可是应该没有躁郁症。小庄自己没说过，我也没见过他有郁闷、萎靡的时候。小庄是个从不避讳跟人谈自己有病的人，我刚认识他没几天，他就告诉我，他从小就有 ADHD（多动症）。小庄说，老师们当然都图轻闲，鼓动着家长给他们这种好动的孩子吃上药，把他们变成小傻子，老老实实地呆着，少给老师添麻烦。除此以外，他还从小就有严重偏头痛，从小就超级爱过敏——听得我呀，直为小庄他妈揪心，养活这样的一个病孩子该多难啊！小庄的背包里每天都装个药瓶子，走起路来，哗棱哗棱的。我很好奇他吃的是什么药，可是从来没好意思问过，那是人家的隐私。小庄和我一样，也有严重的脖子疼。小庄说，这脖子疼，不知是上帝对他努力工作的奖励还是惩罚。他曾在书店打工，一天到晚的往书架上放书，结果就落下了脖子疼的毛病。

小庄是个虔诚的基督徒。实验室里有个叫尼古拉斯的俄国人，让人怀疑他祖上是坚定的布尔什维克，这小尼总想说服小庄唯有进化论才是真理，两人有时一辩论就是一上午。他们两人令人佩服之处是，不管多么情绪激愤，辩得脸红脖子粗，始终能保持风度，不暴粗口、不人身攻击、不吵吵把火。一日，小庄又和小尼辩了一上午，我问小庄是否说服了小尼。小庄摇头。我说，我没有信仰，也不在乎别人信什么，信什么都有理，说不准，等到我遇到了困境，需要点精神力量来变得坚强点儿，我也去信上帝。小庄说："不，上帝是不会把人变得更坚强的，信仰上帝就是因为上帝的存在是真理。"明白了，小庄信主只因为真的有主，不是为了任何好处。小庄虽然忠笃信主，如有人对主质疑，他一定据理力争，但是他并不传教。所以，像我这样除了天地良心，啥都不信的，跟小庄待在一起就没有跟有的教徒的那种压力。有些教徒的那种拯救别人灵魂的热心，会让我感到自己是别人眼中的坏分子。

小庄说，他很热爱当前的工作，最起码的，他能够有医疗保险来看病。小庄需要定期针灸。他说，说来像个奇迹，说来不可思议，他的针灸师居然把他多年的偏头痛和严重过敏一并给治好了。她是个给动物针灸的兽医，起先是给小庄的猫扎针治病来着，扎着扎着，她就告诉小庄，她给人也会扎，要不，给他也试试？就这样小庄的兽医就给他也扎起针来，还真把小庄的多年顽疾扎好了。小庄如若有过敏或偏头痛的先兆，不是去医院看医生，而是到宠物诊所见兽医。

小庄是家里的独子，说是为了省钱才跟他妈住一起，还给他妈交房租。有次我问他，是不是他妈每天烧好了饭等他回去吃。他说："此言差矣，我每天得给我妈做饭。"情人节那天，他在我旁边打电话，问对方想吃点什么特别的。我以为是他女友，下班前问他，是不是准备给女朋友做大餐？他说："哪里是什么女友，是我妈。"小庄还没有女朋友。他感叹，虽然渴望成个家，可是女孩们太复杂，让他搞不定。

小庄跟我聊起过他妈："我妈是只给人负能量的那种人，跟谁都是，待不到五分钟就把人家骂个狗血喷头，她自己却全然感觉不到对他人的侮辱。这跟她小时候挨打受辱的家庭遭遇有关。她还曾经酗酒，现在好多了，但是睡觉之前不喝上两口葡萄酒还是难以入睡。"小庄在讲述这些时，语气平和，不带情绪，没有怨气。

全世界有病或者有这样那样问题的人，都该向小庄这种坦然地接受、承认现实的精神学习。有病不是件丢人的事，有啥病都不丢人。

小庄在美国人里属于节衣缩食、会过日子的那种。他那件夹克，半年如一日地穿着——我跟小庄在一起的时间是半年，所以我只见证了半年。小庄攒下点钱来就请爹妈去度假，而且别处不去，每次只去迪斯尼，可见小庄童心依旧且用情专一。虽然开车只一个小时的路程，他们也一定要去住迪斯尼的宾馆。小庄在教会里认识了一个酷爱动物的小孩，家徒四壁，根本没钱去迪斯尼玩。小庄就把自己那点积蓄掏出来，请小孩的一家人去迪斯尼玩，并且住迪斯尼的宾馆，为的是能够一大清早去动物王国听狮吼虎啸。还请他们下迪斯尼里的馆子，要玩好也要吃好。迪斯尼的宾馆和餐馆可都不便宜，我从没舍得消费过。小庄也就是个穷人，一直有被老板炒掉的危机感，慷慨起来却是个贵族范儿。

若同样如小庄的境况，换上不同于小庄的心态，日子完全有可能过成对自己的疾病呻吟哀叹、灰心丧气，对父母、老板和同事牢骚满腹、怨气冲天。

你一定有什么让别人羡慕

我儿子有好几双漂亮的运动鞋，他却对那只有一双运动鞋的小朋友——马克斯的比他大出 3 号的大脚羡慕不已，还觉着小马同学那双被顶破了的鞋也很酷，也想把自己的新鞋前面剪俩洞。你一定也有什么东西让有的人羡慕，只是你不知道而已，就像小马同学想不到还有小朋友羡慕他的大脚和破鞋。你身体不好，有人在羡慕你有个体贴的老公；你的老公不体贴，有人在羡慕你有个懂事的孩子；你的孩子四六不懂，有人在羡慕你有个健康的孩子；你的孩子体弱多病，有人在羡慕你至少还有孩子作为精神支柱；你不名一文又离了婚，孩子判给了老公，有人在羡慕你获得了宁静、自由；……你一定有让人羡慕的地方。你要是感到痛苦之极，想要一死了之的时候，先想想，有无数个好不容易却遭遇飞来横祸瞬间亡故的灵魂，在羡慕你还能有时间和机会拯救自己的生命和生活，还有那些所剩时日不多的绝症病人也会多么羡慕你。

我刚刚到一个慢性淋巴细胞性白血病（简称慢淋）研究室工作时，见墙上有一个电子装置，上面显示着数字，我曾猜想它是用来监测放射性的，后来发觉那数字在逐渐减少。百思不得其解，我就问同事，那是何方劳什骨子。同事说，此乃倒计时器。几年前，一个身患慢淋的富豪联合了另外几个富豪给我们实验室捐了一大笔钱。我们实验室信誓旦旦，许诺五年之内研制出治愈慢淋的灵丹妙药。富豪不但想要死里逃生，也要钱无虚掷，当即派人给实验室装上了一个五年的倒计时器，用以提醒这些拿人钱财的科研人员们，时不我待，别忘了自己的承诺。可是这个富豪却在劫难逃，没两年就驾鹤西去了。我们实验室那二十多口子靠这一大笔捐款过了五年的日子，当然也做了五年的科研，却没找到那灵丹妙药——连影儿都没看着。我以穷人之心度富豪之腹，猜想这富豪一定宁可自己是个得了莱姆病的普通人，也不愿做生了癌症的富豪。

我近来总是有意地往自己脑子里灌诸如：知命乐天、安贫乐道、苦中作乐、宠辱不惊。说它是迷魂汤也好，心灵鸡汤也好，灌的目的就是让自己心里松快一点。日前又读到一句话，有点滋味，据说是亚里士多德——亚老师说的，愿与病人朋友们共品这碗汤：理想之人用尊严和优雅去承受生活的意外，善处逆境，随遇而安。

第二章　似虫非虫的毛加粒丝

第二章 第一节 关于病名

给怪病取个译名

    Morgellons Disease，百度了一下，网上的那个音译十分拗口难记，于是我就根据英文发音并结合本病的特点，将其译为"毛加粒丝症"。之所以没有把 Disease 译成"病"，是因为它的病因未知。它究竟是单一病因所致，还是多种病因都可以引起这一系列特别的症状，尚无从知晓，正因如此，西人有把 Disease 改成 Syndrome（综合征）的。其实，关于叫它什么，目前尽是病人和好事者这些圈外人在讨论，正统的医学界压根就不承认有这种病。我是用中文大谈此病的第一人，既然没有前人，给它取个什么中文名就由我做主了，那么，我愿走中庸之道，将"病"和"征"合二为一，称为"症"吧。为了文字简洁，我在书中常简称之为"毛症"。

    毛加粒丝症是以皮肤损伤和神经损伤为主的一个多系统疾病。它的重要特征是：自然发生并愈合缓慢的皮肤损伤，皮肤上或皮肤下有虫爬感或叮咬感，最让人不可思议的症状是细丝、怪毛和颗粒状的东西由皮肤冒出，此外还常常伴有睡眠障碍、关节痛、疲劳、短期记忆丧失、注意力障碍、思维过程受损、人格改变等症状。多数病人被诊断为寄生虫妄想症和（或）抠皮肤强迫症。名人患者有加拿大音乐家、歌手 Joni Mitchell。

    史密斯先生是个有 28 年行医经验的美国儿科医生。一天，史医生看到他的大脚趾上有细丝冒出，同时感到脚趾像是被插进了一根针并不断摇动它一样疼。他录了像，作为证据。可是当他去看急诊，说自己的眼睛里也有细丝时，他被医院转到了精神病科。史医生说，若换成病人跟他说这种事，他也不敢相信，"我也会以为他是不是今天忘了吃药。这实在是太古怪了，没有常理。"他说。

病名由来

    2001 年，雷涛（Mary Leitao）夫人两岁的儿子小铢（Drew）嘴周皮肤开始长疮，他指着小嘴说上面有虫。雷涛夫人在成为家庭主妇前在医院的化验室做过 5 年的技术员。她用儿子的玩具显微镜查看，见伤口上面覆盖着红色、蓝黑色、白色的细丝。她带着儿子看了至少 8 个医生，没一个能诊断出小铢的病。雷涛夫人找到了美国的顶尖医学机构——约翰·霍普金斯大学的久负"解除疑难杂病"盛名的儿科医生海骓驰（Heldrich）。海医生检查了小铢，却不认为他有任何异常，就给小铢以前的医生写信说，雷涛夫人需要进行心理评估和治疗，并怀疑她是在利用她的儿子。雷涛夫人又咨询了约翰·霍普金斯大学的一名感染科医生，他在看了小铢的病历记录后拒绝为他看病，反而说雷涛夫人是 Munchausen's by proxy——一种精神病，这种病人假称孩子有病，或者故意把孩子弄病，来获取医生的关注。

很快，小铢出现了更多的疮、更多的细丝。雷涛夫人和她身为内科医生的丈夫都感到儿子患上了一种未知的病。对医生失望已极的雷涛夫人为了医治儿子，开始自己查阅医学文献。她发现，医生兼哲学家——布朗爵士（Sir Thomas Browne）在 1690 年出版的论著《A letter to a friend》（《予友书》）中，描述了一种当时于法国南部一个地区的穷困儿童中流行的被称为 Morgellons 的病。这些患儿在后背生出奇怪的硬毛后，起先的咳嗽和意识不清出现了好转。雷涛夫人认为这种怪病中的怪毛与儿子伤口的细丝十分相似，于是就把儿子的病定名为 Morgellons disease。

为了增加人们对这一未知疾病的了解，并筹集资金进行研究，雷涛夫人于 2002 年成立了毛加粒丝研究基金会（Morgellons Research Foundation，简称 MRF）。她说，她最初的愿望是从对这种疾病可能有所了解的科学家或医生那里收集到更多的信息，没成想，竟有成千上万有相似症状的病人跟她联系。至 2010 年，已有 14,720 个有类似于毛症症状的病人在 MRF 网站上注册。自从 2002 年雷涛夫人创建了第一个毛加粒丝网站以来，这种网站就如雨后春笋，谷歌了一下，英文网页有100 多万个。

基金会起初只把注意力放在了皮肤症状上，很快却发现，这种病人还存在更让人忧虑的症状如：极度疲劳、认知力降低、肌肉关节疼痛、情绪异常等。该基金会统计，加州、德州、佛州是报病例最多的地区，主要集中在洛杉矶、旧金山、休斯敦、达拉斯、奥斯汀以及墨西哥湾地区，其他各州及加拿大、澳洲和欧洲国家也都有病例。

2012 年，这个基金会关闭，将其剩余基金都捐给了 Oklahoma 州立大学基金会，支持它的毛症研究。

雷涛夫人有三个孩子，小铢是最小的孩子。到 2013 年，据说她的两个大孩子也有了毛症的症状。

第二章　第二节　美国疾病防控中心的研究

千呼万唤始出来

　　毛加粒丝研究基金会的影响一度引起了媒体对这个未知疾病的关注和人们的恐慌，人们纷纷给国会写信，抱怨美国疾病防控中心（CDC）行动迟缓，要求政府采取行动，尽快找到这个怪病的病因。当时有 40 多个议员，包括希拉里和奥巴马，都曾敦促 CDC 进行调查。2006 年，CDC 成立了特别工作组，拨款一百万美元，用于研究。2007 年 11 月，CDC 宣布委托加州的一个医学中心，在 CDC 的指导下开始调查研究。此项研究历时四年，耗资 60 万美元。

　　2012 年 1 月，CDC 研究终于露出了庐山真面目。论文发表于《PLOS ONE》，2012 年，第 7 卷第 1 期。

　　打开论文，人们通常是先看文摘，或者只看文摘——大多数人都是只看文摘，尤其是对这种临床研究。部分文摘摘译如下：

　　……我们找到了 115 个病例。……59% 有认知问题，……50% 在头发中检测到了毒品，……没有检测到寄生虫或分枝杆菌。多数从患者的皮肤采集来的东西都是由纤维素构成的，可能来自棉花。结论：这种不明原因的皮肤病在北加州居民中很少见，但是十分影响关系健康的生活质量。与更为熟知的寄生虫妄想症相似，没有常见的潜在疾病或感染原被检测到。

　　文摘给我们的印象是，得这种怪病的人中一半以上脑子都有问题，一半人吸毒，他们所谓的皮肤里长出来的东西，多是棉质的——人的皮肤里当然长不出棉花纤维来——所以这些东西肯定是外源性的，同时，这病与寄生虫妄想症很像，也同样查不出躯体原因。这病就是寄生虫妄想症吧——文摘虽未直截了当地说明，可这些指标会引领读者，自然而然会得出这样的推论。

　　可是，我这里却来了问题：研究中没有检测到寄生虫和分枝杆菌，那么其他病原体，比如真菌、细菌、支原体、螺旋体呢？研究说，没检测出常见病因和感染原，可是民众呼吁政府调查的是一种特殊的感染样病呀，没认为它是常见的感染呀？这研究不是跑题了吗？

115

这个研究能够证明的或许只有——它不是常见感染，可是却巧妙地让人得出——它就是寄生虫妄想症的结论。该文摘实在无法理直气壮地说："这一奇怪的皮肤病就是寄生虫妄想症。"从科学的角度没有证据，逻辑上也讲不通，就只好犹抱琵琶半遮面，露言外之意。然而，CDC网站上公布的研究结果的语言风格则不似这般含沙射影，却有帮主的气派。这或许是因为，论文代表作者个人的言论，作者在意自己的名声，所以用词要拿捏分寸，只可做貌似严谨状委婉其辞；而官方的报告代表的是集体，不需要个人承担损毁名声的风险，因而什么武断、绝对、违背学术的话都敢说。

下面是CDC网站公布的研究报告译文：

研究结果（发表于《PloS One》）显示，这种情况在北加州的居民中好像并不常见。所见的皮肤异常中，晒伤是最多的，没有发现任何潜在疾病或者感染原。通过全面分析，大多数的皮损看起来是由慢性搔挠抠挖所致，没有其他原因。皮肤活检获得的细丝等东西大多数由纤维素构成，符合棉纤维。

神经心理学测试揭示，有相当多的参加研究的病例在筛查伴发的精神病或毒瘾情况的测试中有一项或多项指标高，包括有：抑郁、对身体过分关注、使用毒品。

对这个难以解释的貌似皮肤病的广泛研究表明，不存在感染原，也没有与环境有关的证据。没有任何迹象显示继续把感染性疾病作为潜在病因进行检测会有何帮助。未来的努力应该集中在，通过处理包括精神病在内的可能是引起他们的症状的伴发情况，帮助病人减轻症状。

作为小老百姓，我们怎能管得了官方说什么？跟我们没有直接关系的，官方一说，我们就一听，接着埋头过自己的日子。只是心里不免同情那些毛加粒丝症病人，他们本来满怀希望等待着政府给他们做主、科学给他们做主，摘掉他们头上妄想症的大帽子，即使一时半会儿找不到治疗疾病的好办法，至少也让他们身体上实实在在的病痛得到承认。没成想，现在，政府的科学非但没给他们摘帽，反而把这个精神病的帽子牢牢地粘在了他们头上。

各种毛加粒丝症组织说，这个结果在他们预料之中，政府做这个研究只是想掩盖更大的问题。

细读论文

我找来了全文，细细阅读，发现文摘中的数据其实很有马虎眼。

文摘中说找到了 115 个病例。阅读原文细节才发现，原来这 115 例只是按照症状筛出来的病例数，其中 6 人拒绝参加研究，109 人同意完成网上的问卷调查，这之中，又有 39 人没有完成网上调查，完成网上调查的 70 人中，只有 41 人参加了临床研究——真正进行了临床评估、研究的其实仅仅是 41 例！文摘中为何根本不提这茬呢？从被到处引用的"一百多例"到抽丝剥茧后的 41 例，这水分，也太忽悠人了吧。这为数不多的 41 人中，做了活检的只有 31 人——只看了文摘的人想当然会以为 115 人都做了病理活检。唬人的不仅于此。

再看关于毒品的数据。文摘给人的印象是 115 例患者中有一半吸毒，实际上是，在 40 例头发标本中，20 例检出了至少一种毒品，包括：安非他明类（3 例）、巴比妥类（1 例）、安定类（8 例）、大麻类（7 例）、可卡因（2 例）、鸦片类（8 例）、丙氧酚（鸦片类止疼药，1 例）。毛加粒丝症病人多有睡眠问题，不是睡不着，就是睡不醒，自然会诉诸于安眠药（包括安定类和巴比妥类）和促醒药（安非他明类）。现在你不加区别地把这两类药与鸦片、大麻、海洛因一并归于毒品进行统计，必然会放大吸毒者的比例，做科研的人不会想不到这一点。另外，用头发作为标本测定毒品，也会使检出率增高，病人要是留长发的，几年以前吸过的大麻都会被检出来。选用高检出率的检测方法，再加上对数据这样的处理方式，给人的感觉是，研究者的目的就是要得到高吸毒比例的数值。

问题还有。文中对 11 例病人的皮肤标本进行细菌和真菌染色的结果是：11 个人有革兰氏阳性细菌，其中 6 个标本证实为链球菌或金葡菌感染，其他 5 个标本的情况却无任何说明；8 个人有真菌，同样没有对真菌种类的进一步说明或讨论。这些未被说明的细菌和真菌究竟是什么呀？该研究为的不就是要寻找未知的病原体吗，为何见到病原微生物却绕道走了？回头再看文摘，就发觉，作者在撰写文摘时费了不少心机，他不想撒谎，也没敢说实话，只好避实就虚，说"没有检测到寄生虫和分枝杆菌"。

被回避的疑问还有。在 31 例做了皮肤活检的患者中，43%的皮肤里有双折射性物质，大多数这种物质的频谱特征是纤维素。除了两例以外，这种双折射物质都位于痂皮的表浅部位，与组织分开，但文章却没说明这例外的两例的情况。这两例的纤维素细丝不在皮肤表面，那就只能是在皮肤里面或下面了，这就格外有意义了。纤维素细丝为什么出现在皮肤里或皮肤下？这不正常呀，这不支持细丝为外源性的说法，怎能就被忽略不提呢？

我仔细看了文中给出的细丝的照片，虽说是来自两个不同病人的照片，但是细丝的外观、粗细却非常相似，并且，肉眼看来，不像是简单地粘附在皮肤的表面。皮肤上的那白丝、蓝丝看起来是十分纤细、相对于它的自身直径而言又相当长的一种细丝，比我们衣服上的线头细得多。我在我家的床单、毛巾、衣服上搜寻了一气，才在一个丝缎面料的毛边上找到了看似那么细的细丝，纯棉材料上，我无法揪出那么细长的纤维丝。可见，病人要是自己造假，取材也不是可以信手拈来的。论文说，大多数患者的细丝的成分都是纤维素，他们由此推断，这些细丝是来自于环境中布料、纱布、衣物等纺织品上的线头。如果细丝诚为线头，那么，这些细丝的成分该具多样性，应该既有以纤维素为成分的棉，又有化纤、丝、毛，因人而异，怎能几乎清一色是纤维素？我们生活环境中的纺织物，并非以纯棉制品为主。况且，棉纤维线头相对较粗而短，你想在棉布床单上、纯棉 T 恤上揪下来那么细、那么长的红红蓝蓝的细丝，试一试就知道有多难。

此论文细细读来给我的感觉不是为探求未知，而是遇到问题一概想当然地按自己的意图推断，似乎目的就是为了网罗病人精神不健康的证据，将病因指向妄想症。然而，这篇在我看来没有得出任何结论的文章，却被当作"毛加粒丝症根本不存在，都是寄生虫妄想症"的证据和定论到处引用。CDC 的研究也就此结题了。

科学研究有多么可信？

我曾经工作过的研究所里有个叫刘易斯的老美白人科学家，他所在的实验室里颇有几个中国人。中国人们为了方便吐槽，不怕老外旁听，就给每个老外起个中文名，这刘易斯就叫"老刘"。老刘的技术员是个中国大姐，这位大姐为人朴实厚道，干活干净利落。老刘暴躁易怒，实验结果一不如意，就给技术员大姐脸子看。一次，实验结果又与老刘的预想背道而驰，老刘问大姐："你是把标本加反了吧？"

大姐说："也许有可能。"

老刘二话不说，大笔一挥，就把两组数据掉个过儿。结果，老刘的论文发表到了顶级学术杂志《科学》上。

问世间科学为何物，直教人将信将疑。

第二章　第三节　凤毛麟角的学术研究

莱姆病是否是始作俑者?

　　赛蔚丽(Savely)是护理学博士,2002年,她从同事那里得知,毛加粒丝研究基金会这个组织所描述的一种怪病与她在几个慢性莱姆病患者中所见到的怪异的症状相同,都有皮损和奇怪的细丝及颗粒。赛博士进一步观察发现,10%的莱姆病人皮肤有细丝和虫爬感,她认为,莱姆病降低了免疫力,使人更易感染毛加粒丝症。

　　拉菲尔(Raphael Stricker)——就是曾任ILADS主席的那位医生,是专治慢性莱姆病的专家。赛博士和拉医生观察了80名毛加粒丝症患者,发现其中有79人同时感染了莱姆病。他们认为,鉴于毛加粒丝症也出现于儿童,并且多数患者在发病之前并没有精神病史,这些特点都有别于妄想症。加之皮肤活检确实见到皮下有细丝,说明毛加粒丝症是有躯体根源的,不应与寄生虫妄想症混为一谈。

　　2013年,拉医生等人在几个毛加粒丝症病人的皮肤里检测到了疏螺旋体,他们据此认为,引起毛症的是一种与莱姆螺旋体相似但引起特殊皮肤反应的疏螺旋体,还建议把毛加粒丝症更名为"疏螺旋体皮炎"。这个结论不能让人心服口服。看到树在长高、小孩也在长高,你不能说是树让小孩长高或是小孩让树长高。观察到两种现象并存不能断言两种现象即为因果关系,虽然这种可能是有的。

农杆菌的研究

　　赛博士和拉医生在调查中发现,毛加粒丝症感染似乎多是在病人接触了土壤或者动物的废物后发生。他们提出了一个理论,认为那些细丝是某种植物纤维构成的,并怀疑与农杆菌(agrobacteria)有关,因为这种细菌喜欢结合纤维素。农杆菌是一种常见细菌,引起到处可见的冠瘿病——植物的肿瘤样病。

　　拉医生因此请教了纽约大学石溪分校的植物学家——思淘伍斯基(Citovsky)博士。思博士是研究农杆菌及其应用于植物转基因的专家,就是他的实验室证明了农杆菌可以对任何有机体——包括人类的细胞进行转基因。思博士从毛加粒丝研究基金会得到了 3400 美元的资金，检测了 5 名毛加粒丝症患者和 5 名正常对照者（包括思博士本人）的皮肤。他发现，只有毛症患者的皮肤中可以检测到农杆菌。随后，思博士又研究了细丝，发现它们多看起来是多聚糖或长链糖分子——说明细丝可能是纤维素，且含有微量的金属，如铝。可他不能确定这些细丝究竟是什么。思博士也认为，一定有什么未知病因存在，绝对不是所谓的病人拣个线头就来说事那么简单，但是到底是什么东西在作怪，还是个谜。有没有可能是农杆菌将合成纤维素的基因转到了人的细胞，使人的细胞像植物细胞一样产出纤维素？这些听来是科幻，不过，看看自然界中有长得和枯树叶一模一样的蝴蝶、和毒蛇一模一样的毛毛虫、和珊瑚礁一模一样的鱼，这点遐想就不算过分了。

弹尾虫理论

National Pediculosis Association（国家虱病协会）2004 年报道，20 个被诊断为寄生虫妄想症的患者中，有 18 人刮下来的结痂中有弹尾虫。采用的研究方法是，对拍摄的皮肤破溃处痂皮的照片进行图像分析，找出混杂在一团丝丝络络当中的昆虫残体。这个研究有欠说服力，让人感觉有点类似于望着天空中的云团，说它究竟像是里面有匹马还是有辆车。

弹尾虫生长早期在放大镜下像个小黑点，逐渐长成跳蚤样，会弹跳。弹尾虫最小的品种只有 0.2 毫米长，大的品种可达 10 毫米长。大多数弹尾虫以朽木上的真菌和细菌为食，有的品种以线虫或其他弹尾虫为食。昆虫专家都说弹尾虫是不感染人的，其实不尽然，1955 年，瑞典就有弹尾虫感染人的病例报道。弹尾虫感染人体是因为被人身体上的一些细菌或真菌所吸引，误以为人体是块需要消化处理掉的烂木头。感染弹尾虫的病人洗澡时，可见 V 形（或三角形）虫在水中浮动。

单纯的弹尾虫感染似乎不足以解释毛加粒丝症的症状。那些细丝、颗粒是否是机体对死亡的虫体的排斥反应？抑或是其他伴随感染的微生物的作用？有的病人说，他的皮肤里会生出来塑料一样的碎片——这听起来太荒诞不经了，纯系精神病的幻觉，是吧？可是你知道吗？十来年前就有报道，一种土壤里常见的杆菌——恶臭假单胞菌可以把原油消化成可生物降解的塑料。既然这种杆菌可以吃石油，生塑料，人体也是有机物，怎知它就不可能摄食人体内的有机物——要糖有糖、要油有油——产生塑料？这种杆菌在生产塑料时会产生一种毒素——甲苯，甲苯的水溶性很低，不能通过尿、汗、粪排出体外，必须经过代谢才能排出。而在一些进行了全面毒物化验的毛加粒丝症病人中，常见到患者体内甲苯及其相关化合物增高。另外，恶臭假单胞菌又是弹尾虫爱吃的食物，这就可以把弹尾虫、恶臭假单胞菌、皮肤里长出古怪异物这种难解的症状三者联系起来。

说毛加粒丝症会有弹尾虫的感染并不是说毛症就是弹尾虫的感染。这种通常无法入住人体的昆虫所以能肆无忌惮地在人体安家，是因为身体已经有了问题，失去了原有的防御能力。病弱而毫无活动能力的人长期在卫生差的环境里身上会长蛆虫，就说明了类似的问题。

研究细丝的第一人——卫茅博士

卫茅（Wymore）博士是 Oklahoma 州立大学的一个研究癌症和心脏病基因表达的分子生物学家，卫博士可谓研究那些被病人当作病原标本却被医生弃作灰尘毛团的第一人。2005 年春，卫博士的一个学生问了他一个关于肌纤维的问题，为了回答这个问题，在一个星期五，他上网查询时却撞进了一个关于毛加粒丝症的网站。整个周末，他的脑子里都对这种神秘的细丝挥之不去。到了周一，卫博士决定要弄清楚，这种细丝果如医生所言——是纺织物，还是如病人所言——是来自于身体的东西，他以为这事不难。他给一些在网上贴出了自己的细丝照片的病人发去了电子邮件，向他们索求标本来分析。卫博士以为收到的将会是一袋袋的尘土、蚂蚁、飞蝇、或者线头之类的东西。在不到 48 小时内，他就开始陆续收到来自德克萨斯、佛罗里达、加州、宾州等地寄来的包裹。令他吃惊的是，他所看到的东西虽然来自四面八方，质地和颜色上却看起来非常相似，都是深蓝色或紫红色的细丝，而且，它们都有自发荧光，或者在紫外灯下发光。卫博士拣来牛仔裤上的线头、地毯上的绒毛以及辣椒末进行对照，他更加相信这些细丝是完全不同的东西。

卫博士与同事——儿科医生凯西（Casey），从毛加粒丝研究基金会获得了 4000 美元的资金，又从 20 个病人那里要来了新鲜的细丝标本，把这些细丝拿到当地警察局的法医实验室进行纤维分析。这些红的、蓝的细丝与数据库中所有的纺织品的纤维都不匹配。分析员又试着燃烧其中的一个细丝标本，加热至华氏 700 度，以确定它是否与 85,000 种已知的有机化合物匹配，同样无一匹配，而且，通常使任何有机物都发生气化的温度却对蓝色细丝不起作用。警察局的实验室主任说，这种细丝不是人造的，不是人的皮肤和毛发，也不是来自于植物，有可能是微生物的副产品。

"我们清楚了它不是什么，却对它是什么一无所知，一点线索都没有。"卫博士说。卫博士的这个研究结果是在媒体采访时发布出来的，最终未以论文形式发表。当被问及这个问题时，卫博士说是因为有些实验未能重复出来。

2006 年，卫博士还与凯西医生发表了一份联合声明，致全体医务工作者，向他们证实毛加粒丝症和患者主诉的真实性，呼吁他们不要把这种病人视为寄生虫妄想症，建议医生在看病人时多花点时间，仔细检查，最重要的是给这些病人以同情和尊严。Oklahoma 州立大学健康科学中心的网站上明确写着：我们有实实在在的证据证明毛加粒丝症不是精神源性的，皮损处确实有纠缠的细丝。

卫博士因为与雷涛夫人和基金会的其他董事会成员在管理和基金问题上发生了分歧，就成立了自己的基金会，自筹资金，进行研究。

哈维医生——勇于探索就永远值得尊敬

哈维（William Harvey）是名退休的美国空军医生，曾任毛加粒丝研究基金董事会主席，他的大部分职业生涯是在强生太空中心（Johnson Space Center）从事宇宙医学工作。退休后，哈维医生全心投入于对毛加粒丝症的研究和治疗中。他说，他是在成功战胜了自己的慢性疲劳综合征后，把寻求对毛加粒丝症这一无解的疾病的治疗方法作为了自己的使命。据说哈维医生曾经在四年中治疗了 850 个毛症患者，他深信这种病是真实存在的，不是妄想症。

哈维在农杆菌的理论上进一步发展，认为，毛症病人既瘙痒又行为古怪的病因，归根到底就是变异了的寄生虫。哈维推测，一种生活在土壤里也生活在动物肠道或肺脏里的线虫，于上世纪 70 年代在东南亚的某地发生了突变，并从动物传到了人。这种寄生虫容易经粪口途径进入肠道，或者通过痰或接吻进入肺，不过人的免疫系统能够抑制它。可是当免疫力受损时，这虫就会泛滥起来。他说，这就是 1986 年报道的一个病例在感染了衣原体肺炎后发生的情况。衣原体这种细菌喜欢居住在免疫细胞内，摄取这些细胞的能量，使宿主免疫功能受损害。变异了的线虫便趁机开始成指数地增殖。它们穿透结肠壁，通常在夜里游走于血液或淋巴系统，或者成群结队地爬行在皮层之间，去往血流最旺的人体部位，如脸、头、鼻子。虫体聚积会阻塞脑的血流和氧气供应，引起精神症状，如产生幻觉。这种假说可以解释帕姆的恐怖经历。帕姆说，深更半夜里，她的头上突然出现了一个大包，到了早上，大包却不见了，但是她感到脸上到处有虫爬。她发誓，她绝没瞎编。跟她住在一起的继姐姐证实，她亲眼目睹一大块东西看起来就像是皮肤下的气泡，从帕姆的头上向眼睛移动。

按照哈维的理论，那些细丝是硬壳——他称其为表皮。这种线虫由卵经幼虫到成虫共脱皮 5 次。红丝是雄性，蓝丝是雌性。"用 2000 倍的显微镜你可以看到它们，"哈维说，"它们看起来就像烟筒。我所以说蓝色是雌性，是因为它的体中央性器官的部位有个结和小袋样的东西。我们也有它们产生成千上万的卵的照片。"

哈维说："如果你写出这样的理论，它听起来就像个从精神病院出来的人说的话。但事实是，这是个真实的疾病，而且，这种病例似乎在增加。"

一些毛加粒丝症的研究者们则认为哈维的理论扯过了头，他们检查的结果是这些细丝与任何活的微生物都不搭边。卫茅博士说，细丝不是中空的，又非常纤细，有的长达几个英寸，也没有细胞的结构，甚至连细胞结构的轮廓都看不到，所以，不会是线虫蜕的皮。

凯拉尼说："我很尊敬哈维，但是他的理论太牵强。"凯拉尼（Kilani）是个微生物学家，2006 年末，意想不到地开始接到毛加粒丝症病人的电话和电子邮件，他对这些痛苦的病人满心同情，即决心研究这个怪病。凯拉尼觉着自己定能很快破解毛症之谜。他与雷涛夫人和她的基金会取得联系，收集细丝标本，并花了不少钱来建立检测原虫感染和真菌病的方法，可是结果却像追鬼一样，一无所获。

2011 年，哈维医生死于心脏病突发，享年 73 岁。

正统医学界，历史在不断重演

美国医学界，极少数医生认为毛加粒丝症是一种需要研究的新情况；多数医生，尤其是皮肤科医生认为它是一种精神病；其他医生或压根不知道这码事，或持观望态度，不予表态。我曾读过一个医生在一篇否定毛加粒丝症存在的文章中说："工业化的西方已消除了寄生虫的烦扰。"真是这样吗？纽约的臭名昭著、四处泛滥的臭虫算不算寄生虫呢？如果不算，非要把一刻不离人体的虫才算作寄生虫的话，疥螨依然困扰着众多美国人啊！你从 amazon 网站上销售的五花八门的治疗疥螨的药膏、药皂、药液、喷剂、擦剂、洗剂、口服剂，就可窥视疥螨为患之一斑。这位医生太有西方国家的优越感了，不怕人笑话，敢把话说绝。有的医生、学者尽管承认毛加粒丝症的存在，却不愿涉足探究、治疗这一怪病，因为怕招致以偏见居多的同行的耻笑，影响自己在同僚中的形象。做这方面的科研也是徒劳无功，不但研究结果难以被学术杂志接受、发表，而且更没指望从国家拿到科研经费。

怀疑自己得了毛加粒丝症的病人多抱怨医生对他们漠视或者把他们当作装病或精神病来打发；医生则说，那些自称有毛加粒丝症状的病人通常都听不进去其他的意见。有皮肤科医生就给美国皮肤病学会杂志写信，建议所有同僚：你们就说那些病人有毛加粒丝症不就得了，好让病人信任你呀，说归说，下药还是要下抗精神病药。

有个病理学家对卫茅博士说，那些细丝是病人用皮下注射的针头注射入皮下的。当被告知有些病人的皮损在后背——病人够不到的部位，没办法注射时，病理学家又说，那就是病人让他的配偶或孩子帮助注射的。为什么有的医生宁愿抱有更为匪夷所思的想法，也不愿接受这种特殊疾病的存在？

1847 年，匈牙利的瑟医生（Semmelwis）提出，妇产科医生进行接产前好好洗洗手，就可以避免使产妇发生产褥热。这一言论马上引起了医学界的一致嘲笑。后来，人们就为这种对于科学信息不假思索、不经调查、不加试验就机械地加以反驳排斥的现象起了个专有名词——瑟氏反射。

想想，一个胡子拉碴的医生，不管刚干了什么，手都不洗就去接生，怎不叫人替二百年前的妇女心生恶心？可历史上，这样的医生却曾是主流啊！我们的今天也是未来的历史，历史永远没有过去，它不过是不断地变换着形式，重复着老一套。

第二章　第四节　生物技术难脱嫌疑

民间流传着很多关于生物技术是制造毛加粒丝症的元凶的传说。有人说，它是纳米技术的生物武器，背后隐藏着巨大的阴谋。更离谱的说法是，傀儡政府有意将纳米技术导入人体，建立生物传感器，从而对人进行遥控监视，乃至折磨迫害。

政府对毛加粒丝症关上了医学之门，留给那些痛苦而冤屈的病人的就只有无边的猜想和谣传了。不过，看看生物技术所改造和利用的那些微生物，就让人无法不担心人类会对它们失控。有人在佛罗里达的大湖里扔两条养腻味了的缅甸蟒蛇，过了若干年，佛罗里达州就蟒蛇成灾了，赶不尽杀不绝；有人在泰晤士河里扔些个中国大闸蟹，过了若干年，泰晤士河里就大闸蟹成灾了，赶不尽杀不绝。无论是引进多么看似温良的外来物种，都会有一天对它失控，生出麻烦。肉眼看不到的物种带来的麻烦更大，人跟看得见的对手打架肯定比跟看不见的鬼打架容易，待到我们看见了这些看不见的东西制造的麻烦时，为时已晚。

细丝让人想到纳米技术

有一种纳米技术是利用一种能攻击细菌的病毒小体来制造纤维丝，而且可以使这种纤维丝与金有强亲和力，生产出表面被覆金的病毒纤维丝。这就让人联想起有人观察到的，毛加粒丝症的细丝中有的也似由金属构成，不怕火烧。

还有一种特殊的病毒，与细菌混合后，即进入细菌，被细菌合成纤维丝，而感染了这种线形病毒的细菌并不死亡。可想而知，如果这种感染了病毒的细菌仍然保持着，或者获得了繁殖能力，并感染了人体，人体当然就可能产生细丝。

另有一种纳米技术采用的是一种感染性蛋白质——也叫朊病毒，疯牛病的病原体也是一种朊病毒，这就不免让人疑虑，纳米技术的朊病毒会不会也像疯牛病朊病毒一样感染人类，倘若如此，就恰好可以解释为何毛加粒丝症患者即长细丝又有神经——精神症状。

转基因技术的危害

一个德国农业专家这样说："还没有研究表明转基因食品会对人体健康产生危害。"这话让人疑问，究竟是研究证明转基因食品没有危害呢，还是根本就没去研究它到底有没有危害？有人认为对转基因食品的担忧都是吃饱了撑的，他们心安得如同把头埋在沙子里的鸵鸟，从不担心会来个大象啥的照它屁股狠抽一下子。然而，转基因食品带来的忧虑不只是它对身体直接的潜在危害，转基因技术在农业中的应用有可能在使微生物界发生着人类尚不能直观看到的、悄然的却又激烈的剧变。微生物界里千百万年才发生的进化，用转基因技术在实验室里可以瞬间完成，完全可以使一些微生物在短时间内获得侵袭、寄生于人体的能力。如果说毛加粒丝症来自发生了转基因的寄生虫、或真菌、或细菌，不是没有可能的。

生物技术用于田间除虫的一个方法就是在真菌中转入特殊的基因，比如合成蝎毒的基因，使真菌的毒力更强、更容易感染和杀死昆虫，再将这样的真菌孢子喷洒于田间。这些生物技术使用的真菌，即使在自然状态下——虽然少见——也有使人致病的可能。现在它们被改造得对昆虫的攻击力更强了，就不会同时也增强了对人的攻击力吗？

自 20 世纪 80 年代起，农杆菌被广泛地应用于制造转基因植物。这个技术中其实存在着一个安全漏洞。在对植物进行转基因后，完成了任务的农杆菌就需要被从植物上去除，常规的做法是加入抗生素。不过，这个过程实际上只是走了走过场，即使是最敏感的抗生素，也不可能把所有的细菌消灭干净，总会有小部分留下来。何况农杆菌对抗生素的耐药性很强，很多时候，抗生素对农杆菌全无大碍。把农杆菌的基因进行大幅度改变的结果当然可能会使原本不致病的细菌变成致病菌，而且这些携带了特殊基因的细菌还会对自然界中的其他细菌、真菌、寄生虫进行转基因。

是否是生物技术害了施氏一家？

1993 年，德克萨斯州的施先生工作的废水处理厂引进了用五、六种寄生虫和细菌混合的微生物，用来清理污泥，然而，对于在现场从事机器操作和养护的技术员和工程师们却没有给予任何防护措施。13 年后，施氏夫妇在追溯、调查两人罹患怪病的原因时发现，每一位与施先生 13 年前在废水厂一起工作的同事和他们的家人都染有毛加粒丝症的症状。就施先生一家而言，施先生和他的两个孩子、施太太、曾经多次在施家留住的施先生的母亲、施先生的两个兄弟，都有毛症的症状。施太太说，他们还把这病传染给了他们的四条狗。有只非洲灰鹦鹉，在来到施家的 6 个月内，啄光了身上所有嘴巴够得到的部位的羽毛后就死了。"为什么不管什么到了我家都不是病了就是死了？"施太太不解。

　　人类以为人定胜天，以为自己可以随意改造自然，甚至创造自然。的确，人类可以轻而易举地改造各种微生物，让它们清理泄漏的原油和化学物质、消化垃圾，让它们除虫灭草。可是，谁清楚，如若哪天人类培殖的这些不同用途的微生物不期而遇，或者与自然界中原有的无害或有害的微生物相遇，会发生什么结果？谁能断言就不会孕育出前所未有的致病怪物？

第二章　第五节　五花八门的民间假说

微蝇蛆病说

蝇蛆病就是飞蝇的幼虫——蛆侵犯人体。飞蝇有 15 万多种，已知可以引起蝇蛆病的有 36 种。有些飞蝇的卵被人吃下后能耐受胃酸，进入肠道后发育成蛆。有些昆虫（比如牛蝇）将卵粘在另一些吸血昆虫（如蜱、蚊）身体上，当吸血昆虫吸食人血时，人体温的热量使粘附的虫卵落在人的皮肤上，虫卵在皮肤上发育成蛆，蛆钻入皮肤，以人的皮肉为食。生活不能自理的小孩、老人和免疫缺陷者相对易患蝇蛆病，这与搔抓活动减少以及个人卫生下降产生的异味吸引飞蝇有关。

学识最渊博的昆虫学家最多也只能叫出来自然界中 25% 的昆虫的名字。科学家对于引起蝇蛆病的飞蝇的生物学和行为特点仍缺乏了解。自然界中，完全有可能存在一种尚未为人所知的微小飞蝇，进化到了能够寄生于人体下卵、生蛆，引起肉眼难辨的微蝇蛆病。

支持毛加粒丝症为微蝇蛆病的证据：

- 对毛症有效的一些药物和治疗恰是对付蝇蛆病的办法。

- 蝇蛆病的皮肤症状与毛症有许多相似之处，而且，65% 的毛症患者都感到有小飞虫在头上飞，有的感到似乎有小飞虫从身上飞出来。

- 毛症的细丝也让人联想到昆虫结网捕食或作茧自缚的特性。毛症的籽状颗粒则像是昆虫的茧。黑色渣子像是蛆粪，也可能是蛹。

- 很多病人都有同样的感觉：体内的虫一旦一处开始活动，瞬时就会传遍全身，似乎各处的虫一呼百应。这种现象像是昆虫成群活动，对信息素产生一致性反应的特点。

- 从有的毛症患者的皮损里取出的东西与某些飞蝇的蛆有相似之处。

- 有些患者感到他们的房子里空气中有白色小颗粒，而且当他们在场时会引起他人打喷嚏或咳嗽。由此推测，这些白屑可能是因含有蛋白质而引起人过敏的虫卵或者蛆的壳。

艾明博士的补牙说

艾明（Amin）博士是美国的一个生物学博士。说正事前，先讲一个关于艾博士的小插曲。我在网上搜寻艾博士的名字时，看到了一则一度闹得沸沸扬扬的关于他的新闻。艾博士这个七十多岁的爷爷，一次在书店的儿童书部为孙子挑书时，竟被店员认为眼神不正、有恋童癖嫌疑，而遭强行驱逐出了书店。对于一个体面的老学者，这真是奇耻大辱啊！变态太多的地方，人们的眼里就没有美好的感情。我因此而告诫自己——一个喜爱小孩的正常人，在有小孩的地方要管住自己的眼睛和爱心，别对着别人家的小孩笑嘻嘻地看。

言归正传。早在 20 世纪末，艾博士就自称发现了一个新的疾病，并提出个新名词——"神经皮肤综合征"，说这种既有皮肤症状又有神经症状的病态是由补牙填料或其他有毒环境所引起。他描述了当人暴露于有毒的环境时会出现的皮肤和神经系统的改变，包括皮肤瘙痒、破溃、针刺感、虫爬感。艾博士认为，这些有毒的环境因素包括：补牙填料、工作中的毒气、杀虫剂、家庭中的化学剂、毒品、植入物、引起身体过敏的物质。后来，当"毛加粒丝症"在网上热起来的时候，艾博士说，他发现的"神经皮肤综合征"其实与毛症的症状相同。

医学教科书里早有"神经皮肤综合征"一词，不过与艾博士的定义完全不同，它是指在胚胎时期由神经组织和皮肤组织的发育异常引起的一组先天性疾病。不能否定艾博士对一些病人的认真观察，他观察到的补牙材料对病人状况的影响，还是有参考价值的。只是假若他当初造个别的名词，而不是"神经皮肤综合征"，就会使他这个博士所言听起来更有医学专业水准。

卡著医生的隆胸说

卡著（Karjoo）是美国的一个病理科医生。卡医生发现，10%的毛加粒丝症患者是隆了胸的。显微镜检可见，硅树脂不但出现在植入的乳腺局部，还出现在皮肤里。他认为，那些没有隆胸的毛加粒丝症患者所以患病，是因为身体接受了来自食物、芯片和各种各样其他产品中的硅的纳米微粒。

卡医生也看病人，卡医生的网站上尽是病人对他妙手回春的高度称赞，关于他采用的具体方法却只字不提——别说细节，连大原则都看不到。欲知详情，只有去看他的门诊。这就让身为读者的我心有不爽，难免对他的水平和品质生出疑虑。

关于化学尾的传说

凝结尾是飞机喷出来的废气，会很快消散。化学尾刚喷出来时看起来很像凝结尾，但是并不消散，而是渐渐分散成云的样子。化学尾是用来干什么的呢？有人说，组成化学尾的小尘粒是一些多聚物和金属，是用来干扰雷达信号的。也有人说，它是用来调整天气的。化学尾的真正组成、作用和对健康的影响对老百姓来说都是谜。是谜，当然就引人乱猜。关于化学尾有不少可怕的传言，有病人说："那些化学尾中有硅的纳米颗粒，不然我的皮肤里为什么会向外冒玻璃丝一样的东西？"甚至有人说，毛加粒丝症就是有毒化学物质被故意用飞机喷洒出来的那些化学尾造成的。更离奇的说法是，化学尾里隐藏着阴谋，就是想除掉世上90%的人口。这个说法让人不能理解，谁能出这等损主意？出这损主意的人怎能那么自信自己就不会被一块儿灭了？

还有奇谈怪论

最富有科幻色彩的民间说法是：外星人派纳米机器人来控制、残害地球人。以至于有的病友呼吁其他病友：别再发什么外星人控制论或者火星孢子之类不专业、不着调的言论了，那不是更让别人把咱们看作疯言疯语了吗？

依我的浅见，能够到达地球的外星人一定有着远比地球人崇高的思想，持有蓄意伤害、巧取豪夺、煽风点火、幸灾乐祸心态的外星人同样冲不出自己的星系，也逃不出自我毁灭的结局。也许外星人很久很久以前到地球上来过，看到人类欲壑难填的本性就预见了人类的未来。人类社会的历史不就是为了获得更大利益而同类相残的杀戮史吗？待到地球资源被掏空殆尽之时，人类就会抢　疯了眼。人类如若不改变本性的弱点，势将最终自毁。所以，外星人给人类留下了宗教，希望用宗教的力量教人要爱不要贪，要行善不要行凶，超越本性。可是本性难改呀，就连有些遁入空门的和尚也在讲求创收哪。我有个同学，做了大乘佛教的高僧也一点儿没耽误传宗接代——真不拿佛法当回事呀，抑或佛祖特批给他两个生育指标乎？宗教没能根本拯救人类的灵魂，人类只是学会了以宗教的名义。

第二章　第六节　关于寄生虫妄想症

为何要怪互联网？

　　毛加粒丝症病人绝大多数是根据网络上的信息自我诊断的，他们也从网上获得支持和帮助。有心理医生撰文称，这些人们从网上将寄生虫想法感染了自己的大脑，导致产生寄生虫妄想症。一些皮肤科医生在学术杂志上发表评论，严厉谴责毛加粒丝症研究基金会的网站煽起了病人的妄想之火，把这些根本不存在的症状广泛播撒进了人们的脑子，制造了这场史无前例的共患妄想症。还有不甘寂寞的社会学家和已退休的精神病学名誉教授也掺和进来，向媒体发表意见：看呀，互联网已经一改二联精神病现象的发生机制，致使出现了规模巨大的、跨越地域的集体共联精神病。有的专家称毛加粒丝症是"集体癔症"，或者叫"集体妄想"，说，过去，集体癔症只局限于小的社区；如今，这种想象出来的症状可以通过互联网快速传播至世界各地。照此说来，像我这样相信毛加粒丝症存在的人，即使不被归为"集体癔症"中的一员，也是该被心理学家和社会学家教育、挽救的对象啰？

　　医生们抱怨说："这些根据网络信息自我诊断的病人，使医生的工作越来越难了。虽然病人求助于互联网的目的是好的，但是做法是错的。他们对这些讹言惑众的网站的信赖，使得他们排斥医生以事实为依据的治疗和建议。"加州大学戴维斯分校的皮肤科医生兼助理教授 Eisen 说："我认为，它（指毛加粒丝症）毫无疑问是妄想症，除了心理治疗或精神病治疗，没有别的办法能治好。"

　　毛症患者们不能接受这些医生的说法，他们说，医生们是主观臆断、无知妄说。他们是先有了症状，再上网查询，才知道自己患有毛加粒丝症的。例如这位新英格兰的保罗先生。2007 年 8 月的一天，保罗正在和妻子及两个儿子看电视，忽然感到从胳膊到腿，到处都开始痒起来。他断定这是因为他坐的地方有跳蚤，可是这位 55 岁的 IT 业高管自此竟瘙痒不断了。保罗的不解之处还有，当他用指尖按摩皮肤上突起的包时，会感到扎手。2008 年某天，当保罗的妻子用酒精给他擦背时，所用的酒精棉球竟被他的皮肤染上了蓝黑色。保罗立刻去买了台显微镜，检查棉球时他看到，上面有卷曲的彩色细丝。他上网查了一通，发现他的所有症状与毛加粒丝症完全吻合。保罗随身带着酒精擦手液，一天洗四次澡，每天烫熨衣服，这些让他疲惫不堪，脾气急躁。他的注意力下降，难以工作。保罗不敢把他的精神苦闷跟医生说，因为这会使他们更有根据说他是妄想症。

退一步说，假使果如这些专家学者所言，是互联网造成了许许多多自称毛加粒丝症的病人患上了寄生虫妄想症，那么，互联网也应该造成脑血栓妄想症、心梗妄想症、糖尿病妄想症、癌症妄想症、……，形形色色疾病的妄想症都该因互联网的使用而大量涌现，怎会独独选择性地造成寄生虫妄想症？

真的全是寄生虫妄想症？

"寄生虫妄想症"这个名词是在 1946 年炮制出来的，为的是更好地代表以往定名的螨虫恐惧症、寄生虫恐惧症、皮肤病恐惧症。"火柴盒征"和"塑料袋征"是根据这种病人造出来的专业名词，这类病人常常用火柴盒或塑料袋装着他们收集的标本给医生看，证明自己感染了寄生虫。有的书背得好的医生，一见病人拿来装着标本的火柴盒或塑料袋，就确信病人是妄想症；背书背得差点儿的，不知道这些专业名词，或许还会多往别处想想。精神病学家还说，有小部分寄生虫妄想症患者还成组发生，常发生于二、三个关系密切的人或者家庭之中，这也有专业名词，称为二联性精神病、三联性精神病；你要是一家子都这样，那你就是家族性精神病。

不同人妄想和幻觉的内容千差万别，即使妄想的是同样的事情——比如被人监视，妄想的细节也会迥然不同。而像毛加粒丝症这样，不同地域、不同种族、不同信仰、不同社会文化背景的众多人具有如此相近，甚至一致的一组症状，这太不符合妄想的特征。当然，你可以解释说，是互联网使病人统一了思想。"精神问题"是万金油，只要和"精神问题"挂钩，什么说不清道不明的问题都能找到个说法——皮损都是自己抠的、挠的，为的是向人证明真有病；细丝是找来的线头，故意放到伤口上的伪造证据；瘙痒、疲乏、关节疼痛、等等，一切症状都可以说成是脑子里想出来的、虚的。然而，用妄想症无法解释那些被许多医生和研究人员所见证的皮肤下细丝的客观存在。若说这些见证者也跟着一块儿发癔症，那就无异于把精神心理学变成了强词夺理的工具。

毛加粒丝症与寄生虫妄想症的不同还表现在如下几个方面：①毛症也发生于儿童，而儿童通常是不出现妄想症的。②妄想症患者，除却原有的精神疾患外，妄想并不影响他们的生活功能，他们该吃的时候能吃，该睡的时候能睡；而毛症患者患病前没有基础的精神病征象，他们的症状严重损害正常的生活功能。③毛症病人没有触觉、嗅觉、听觉的幻觉，没有语言、行为的杂乱无章，没有木呆的症状，所以不象像是精神分裂。

不可否认，有的自以为毛加粒丝症的病人可能实则为寄生虫妄想症，但是，若将自认为有毛症的病人统统认定为寄生虫妄想症，未免太失责任心和同情心。寄生虫妄想症的诊断应当建立在原有精神病（诸如抑郁症、焦虑症、精神分裂）的基础上，而不是在找不到病因的基础上。我相信，确实也有医生是根据自己观察到的抗精神病药可以减轻症状这个现象，认定毛加粒丝症是精神病的。但这是个片面的推断，原因在于，一些抗精神病药不止有抗精神病作用，还有止痒作用，痒虽轻了，病却仍在。而且，一些非典型性抗精神病药，如氯氮平，是哌嗪（Piperazine）的衍生物，而哌嗪则是治疗蛔虫感染的驱虫药，也用于给猪驱虫，它能够使寄生虫的神经系统麻痹。抗精神病药对一些毛症病人起到了治疗作用的机制，有可能是它对未知的寄生虫或微生物的抑制作用，而非抗精神病作用。

毛加粒丝症病人不应被当作没有躯体疾病的寄生虫妄想症，并不是说他们就没有精神问题。毛症病人确实常因疾病的痛苦和周围人的反应而出现心理病态，而且这个疾病本身也存在对神经系统的损害。这一情况会使病人的临床形象被混淆。他们有皮肤病问题，却又表现出明显的神经－精神症状，类似于梅毒螺旋体感染的临床过程，不同感染时期会出现皮肤的病变和神经－精神的病变，而且，如果基础的感染性疾病得不到认识和治疗，就会使有些病人发展为精神病。

一旦医生给病人戴上了"妄想症"的帽子，那么病人再说什么，对别人都没有可信度了，他所诉的一切症状都可能被当成不实的幻觉、妄想。其结果不但使病人感到委屈和气愤，也使病人家属缺少对病人的理解和同情，造成病人愈加灰心丧气、伤心绝望、生无可恋。一些毛加粒丝症患者走上了自杀的不归之路，他们不堪忍受疾病的折磨，头上这顶"寄生虫妄想症"的大帽子也遮住了他们人生的阳光。

第二章　第七节　人间还是有天使

谁来救助不幸的患者

　　病人们都说，毛加粒丝症是最令人恐怖的疾病，患上了这种病，不二于被活生生地打入了地狱。他们这样说，委实不是神经质性的夸大其词。想想吧，一个人，无时无刻不是感觉如同置身于虫子窝，从头到脚似有千万条虫子在爬、在啃噬他的皮肉，使他痛痒难熬、寝食不安。他的皮肉溃烂，还有诡异的丝丝毛毛不断地从身体里钻出。他害怕传染给别人，又自感体无完肤、丑陋腌臜，羞于见人，于是将自己与外界、与亲友隔离起来。更糟的是没人相信他，医生、家人都觉着他说的那些症状是天方夜谭。就连他身上的疮痍，不但不能证明他的病痛，博得医生的同情，反而被说成是蓄意自伤，连带他皮肤以外的症状也都受到医生的忽视或怀疑。他万般委屈和无奈，上网一查，原来不只他一人如此。可是他却陷入了更深的绝望，因为这种病究竟是什么还是个深深的谜，而且大有将永远成为不解之谜的趋势，医学界拒绝承认它，别指望它的病因有朝一日被破解了。两眼一抹黑地走夜路，比挑着灯火走坟地更让人心生恐惧。他恨自己得的不是癌症，癌虽是绝症，至少病人知道自己得了什么，至少别人会投以同情而不是鄙夷和厌弃的目光。

　　毛加粒丝症患者个个饱受求医之苦，即使是在一些人心目中的人间天堂——美国也是如此。有病人说："我有这病 20 年了，前 10 年我到处寻医问药，后 10 年我看透了，没人能帮我，只有将就着活了。"病人通常都为此看过 10～40 个医生，而且医生常常是未经细致检查就下诊断为寄生虫妄想症。病人从医生那里得到的话多是："别再挠了，你自然就会好了。"一位美国患者在网上向病友传授如何对付医生，其中一条就是，要对医生绝口不提"毛加粒丝"一词，只说自己有莱姆病，否则，十有八九就会被送到精神科去。你敢跟医生顶嘴，据理力争你脑子没病？小心他把保安叫来，说你精神不正常，威胁他人安全，你立刻就会被绑到精神科的一张床上去。

　　一位义愤填膺的患者将医生拒绝继续医治他的信贴在了网上，我读着，眼前就浮现出一位彬彬有礼却冷若冰霜的穿白大褂的绅士，说："

我佩服你的固执已见，但愿你能在征途中继续找到愿意倾听你、帮助你的良医。很遗憾，我在你的问题上无能为力。祝你好运。"

不过，医生们也并非人人如此。有患者说，她的医生虽然对毛加粒丝症束手无策，可是从来没把她当作精神病，而是陪她一道观察她皮肤里出来的那些稀奇古怪的东西。在她多次因对治疗无效而沮丧懊恼、情绪失控时，这医生始终保持着极大的耐心、涵养和理解，让她非常感动。

妙手仁心的赛蔚丽博士

赛博士的一些病人说，赛博士就是他们的天使。一个病人说，多年来人们都嫌弃她，可是当她第一次见到赛博士时，赛博士给了她热情的拥抱。

赛博士对毛加粒丝症患者进行了细致地临床观察，采用的治疗方法是给病人大剂量的抗生素、驱虫药、抗真菌药和各种外用药，不断给病人试用不同的药，直到找到有效的。她在给病人治疗的过程中总是很谨慎地监测肝功和血象，如有异常，就调整用药。尽管赛博士不乏治疗成功的病例，但是医学委员会还是认为她在胡来，并给为她提供行医诊所的医生施压，赛博士不得不搬家到加州行医。

有人成立了毛加粒丝症打假网站，宣传毛症即是妄想症，称看毛症病人的医生都是江湖骗子，全是冲着钱去的，对承认毛症的医生、学者逐个攻击，把他们说过的话一句句地断章取义拎出来批。比如，赛博士在接受一个采访时说："没有一种治疗是对所有的病人都有效的。我告诉我的病人，他们都是'实验室的大老鼠'，因为这些（治疗）都是试验性的。"

攻击者就说了："哈，'实验室的大老鼠'？你在用你的病人做实验吗？"

真是仁者见仁，智者见智。要我看，赛博士是想用幽默的方式说明，对每个病人的具体治疗都得摸着石头过河，试着来。对于一个缺少研究和认识的疾病的治疗，这难道不是正道吗？

接着就有人说了："赛护士也在妄想吧。"

攻击赛博士的医生特别爱强调她的护士身份。当然，话不能明说，表达的意图是明显的："赛蔚丽不过小护士而已，能有啥水平，听她瞎说？"不做事的人最爱对做事的人说三道四，有的医生不但要堂而皇之地踢走麻烦的病人，还要辱没帮助这种病人的同行。

我看赛博士倒颇有英雄气概。在毛加粒丝症是否通过接触传染尚无定论时，敢于像赛博士那样主动拥抱病人，是需要诺大勇气的。以其堂堂正正的科班出身，她完全可以让自己过上安逸日子，只要像诸多家庭医生一样，只捡些容易的病人看，打发走疑难病人。看疑难病人不但不增加收入，而且麻烦重重、操心不断。可是赛博士却给自己找了两块最难啃的骨头——毛加粒丝症和慢性莱姆病，尤其是毛症，不但是个无解之症，看毛症的医生还会常遇同行的白眼。

网上可见其他一些真真假假的博士，自诩发现了毛加粒丝症的根源和解决办法，可细查起来，都令人感到品质可疑。不过，赛博士给我的感觉确是个求真、无私、货真价实的博士。从赛博士的网站上看，她的病人太多，已经不再接收新病人。

拉医生，你无须完美

拉菲尔医生热衷于毛加粒丝症研究。我在网上看到一个正统派医生在 2010 年发的恶毒攻击拉医生的帖子说：

"拉菲尔是个可耻的血液病学家，他因为窜改数据而丢了事业后，捡起了慢性莱姆病的旗子。他是 ILADS（国际莱姆及相关疾病学会）中一分子。ILADS 想要真正的专家闭嘴、让路，这样他们就可以继续对想当然的所谓慢性莱姆病进行没有根据的治疗。"

见了此帖，我就去搜了一下拉菲尔的历史。原来，拉医生曾经被人告发，说他在 1985 年发表于《新英格兰医学杂志》上的一个艾滋病研究中只选用对自己的假说有利的数据，涉嫌学术不端。拉医生因此于 1990 年被加州大学旧金山分校解雇。

那都是二十年前的旧事了，发这帖子的医生还拿来说事，看来是专爱揭人伤疤的主。爱出别人丑的人，自己也让人看起来不美。该帖中还一再重复强调："赛蔚丽，一个行医护士"——你在他一次次重复使用这句话中，都能感到他在写这些字时鼻子里喷出的轻蔑，身为科班医生的发帖者的傲慢自大毕现无遗。

拉医生始终否认对他"不向同事汇报真实的实验结果，选择使用数据"的指责。在一些实验室里，其实是老板在有意营造弄虚作假的氛围。我曾在美国一位颇有几分身份的大老板的实验室干过。一次，一小老板在实验室会议上提出，为了增加原始数据的透明度和真实性，我们何不在每次开会时让诸位博士后、实习生、技术员都把实验记录本拿来，大家传阅。大老板立马把小老板的话打住："各人对实验记录处理的习惯不同，有人不愿给人看，所以我们就尊重自由，以后连实验数据都不用在会上汇报，私下里给我汇报就行了。"

明摆着，老板不怕你作假，怕你死心眼不作假。我工作过几个实验室，那些不检查原始数据，手下人没有好的实验结果就给以脸色的老板，都很成功，都干得风生水起，源源不断地拿到科研基金；那种不给人脸色看的和善老板和看重原始数据的诚实老板慢慢地都走到了得不到科研基金，实验室面临关门的末路。难道是，不想吹牛的科学家就不是好科学家？当然，这只是我这井中之蛙的一点所见，不能代表大千世界。

在网上看到病人讨论拉医生造假事件。有病人说："我当面问了他此事，他是个很坦白的人，我们谈了很久，我觉着他没干那事。"另有病人说："我认为他干了。他那时候年轻，犯了错误，自己也觉着不好，就让自己也不相信自己干了。不过这并不碍着他是个好医生，他是我遇到的最好的医生，他救了我的命。"

第二章　第八节　关于毛加粒丝症

毛加粒丝症的病因

关于毛加粒丝症究竟是什么病，现在它看起来就是个用花里胡哨的碎布片拼起来的花被子，每个好奇的研究者都根据自己的研究在上面缝上一片。这些好奇的研究者都不为主流学术界所认可。

布朗伯爵在 17 世纪所描述的疾病与当今所说的毛加粒丝症是否属于同一种情况不得而知。毛症的病因也许是一种未知微生物；也许是一种发生了变异的已知微生物，比如变异了的真菌、螨虫、线虫或者弹尾虫等；也许它是多种病原体——细菌、真菌和寄生虫——共同作用下的产物；或者是对某种化学物质的过敏和排斥反应；也可能，不同的毛加粒丝症病人的病因不尽相同，就像拉肚子的病因有多种一样。

关于毛症至今尚无正规的流行病学调查，对于它的流行特征、家庭成员的发病情况、发病风险等的了解，只是根据极少数医生在行医过程中的初步观察。有医生推测，一种可能是，毛症的病原体是由蜱、虱、跳蚤、臭虫等作为传染媒介的；另一种可能是，这些害虫传播的疾病，如莱姆病，使人体更易于感染毛症的这种特殊病原体，就像艾滋病人会患上一些正常免疫力的人极少得的微生物感染一样。

发病风险

许多毛加粒丝症患者发病前有蜱或跳蚤等虫咬病史，其他诱因还有：伤口接触植物或土壤、接触灰尘、做园艺、干农活、野营、去第三世界国家旅行、下水道漏水或反流、住宅附近有污水厂、外伤或扎刺、接触污水，少数的还有动物咬伤、手术后。也有相当一部分病人想不出诱因。

是否传染

毛加粒丝症患者多认为自己有传染性。一些患者认为这是一种传染性很强的疾患，拜访他的家，甚至坐他的车都有可能被传染。但是，有医生认为，没有确实的证据证实毛粒丝症可以通过接触传染。

毛加粒丝症在成人和儿童中发病均等。人们对于毛症的易患性似乎存在明显的个体差别，有似于某些人比旁人更爱招蚊子咬。在同一家庭中可有多个成员均有症状，也可以有人发病，有人健康。配偶之间虽接触密切，却常常只是一方患病。患者家庭中常见的是一方父母亲与孩子同患，这种现象或许可以解释为父母与孩子有共同的基因，因而有相似的遗传易感性，而配偶之间基因不同，遗传易感性就相差得大。如果配偶也接受同样的环境污染，饮用同样有重金属的水，住在同样长霉的房子里，那么配偶也可能共同感染。有的宠物也有相似的情况，主要受影响的是狗，其次是猫，有人用 30 倍显微镜在马的身上也见到了皮损和细丝。

诊断与鉴别诊断

医学界对毛加粒丝症不予承认、不予研究，因此，毛症没有一个公认的诊断标准。极少数承认毛症的医生进行诊断的客观依据就是皮肤里的细丝。通常要用 30 倍以上的显微镜放大，才能看清皮肤里的细丝，注意不要把皮下小血管和微血管误认作细丝，也要注意它与经常附着于皮肤表面和伤口的线头的区别，线头要远粗大于毛症的细丝。

虽然毛症患者的病理活检中通常检查不到寄生虫，但是寄生虫感染的可能并不能被完全排除在外。如果出现皮疹和皮损的部位是身体对已死之虫产生免疫反应，将其排出体外的部位，而虫体原本就微小，又被炎症细胞释放的酶化解了一通，早破了原形，与破坏了的组织、渗液包裹混杂在一起，自然无从辨认。即使是感染了疥螨，当感染螨的数量不多或取材方法不正确时，活检也完全可能检测不到螨。

痒而查不出虫的情况可能有几种：①许多躯体性疾病引起瘙痒，如肝功能不全、肾功能不全、过敏、神经性皮炎、皮肤干燥、湿疹、淋巴瘤、贫血、梅毒、末梢神经炎等；②毒瘾、酒瘾的症状；③确实为妄想症；④确实为寄生虫，但是由于认识和技术问题未能检出；⑤虽非寄生虫，但确是未被认识的一种疾病。

第二章　第九节　关于毛、粒、丝

虽然对毛、粒、丝的组成和形成的了解还是一片空白，但它们在毛加粒丝症病人的身上是确实存在的，并且是这类病人的突出特征。

关于毛、粒、丝是什么，人们有各种猜测：①是生物的？②是生物排出的废物？③是人体自然抵抗和排出病原体过程中的副产品？④是人体对于某些化学物质，比如硅胶、补牙填料的一种排斥反应？⑤这种离奇的微生物也许是多态性的，随着条件的变化可以改变形态？

拍摄毛、粒、丝的达拉

达拉（Darrah）是纽约大学石溪分校那位研究农杆菌的思博士的实验室里的技术人员，业余时间对毛加粒丝症患者皮肤里长出来的各种各样的东西拍了海量的光学和电子显微镜的照片，并贴在网上供人交流。2008 年，这位小达哥所在的大学获悉后，勒令他停止使用电子显微镜，不准进行毛症的研究，因为这种研究纯属白费钱，不会给大学和实验室带来任何学术经费。小达哥的老板也表态了：我们只有在什么基金会之类的给我们钱，叫我们做什么实验的时候，我们才做；除此以外，自己白搭钱的事我们一概不做。小达哥无奈，可好奇心不改，只得另觅见容于他的实验室。我胡猜，小达哥的老板以前对小达哥的研究睁一眼闭一眼，后来电镜室的人一见小达哥居然拍了那么多照片，就算起了经济账，告将上层。

在皮肤上生出怪异的丝、毛

这些出现在皮肤下和/或从皮肤冒出的蓝色、黑色、红色、白色或透明的细丝，用 30 倍以上的显微镜可以帮助看到。细丝的颜色不能被有机溶剂所漂白，说明这些有色细丝不是源自纺织品，未经人工染色。除黑色和红色的外，其它细丝在紫外灯下可发出荧光。试图拔出这些钻出来的有韧性的细丝则会引起刺痛，这说明它们不是简单地被吸附于皮肤上。这些纤维样的东西可以是一股股的细丝，也可缠绕成纤维球。毛加粒丝有的安安静静地如头发样伸出皮肤，有的则使皮肤破溃，引起尖锐的剧痛。很多人看到细丝会动，有医生的解释是，有些细丝被覆金属元素的外衣，金属可以带上电荷，产生静电活动。

从皮肤里钻出渣子和颗粒

患者皮肤里排出的颗粒形态多样，有如同大米样的，还有坚硬如晶体的小颗粒，也会有玻璃样的、或黑色种子样的颗粒从破损或完整的皮肤里冒出。较多见的是皮肤或床单上有黑色或棕色的渣子——像咖啡渣一样的小粒，那些颗粒摸起来如同细沙粒。有些颗粒可以用显微镜观察到两端有细丝附着。病人常把颗粒描述成"籽"、"卵"、"沙"、"黑刺"或"黑油"。籽状的东西引起皮肤的刺痛和虫爬感。有的病人甚至没有皮损，只有皮肤异常的感觉和细丝、颗粒。

皮肤以外的毛、粒、丝

有的患者小便中有异物——毛、颗粒或黑籽有时被裹在黏液样物质里，大便中也可见有类似异物。

患者多感到自己居住的房子里灰尘、绒毛无缘无故地增多，家里有许多白色细小的漂浮物和白色的纤维，似乎那些撒落在房间里的细丝、绒毛、颗粒可以增殖。

第二章　第十节　毛加粒丝症的表现

赛博士的临床观察

赛蔚丽博士对 122 例证实表皮下有细丝的病人进行了观察、总结。半数以上的患者都有的症状包括：

- 91% 的病人有影响日常生活的严重疲劳；90% 有睡眠问题（失眠或一天到晚睡不醒）；86% 有思维混沌；大多数病人易激惹，新近出现焦虑或惊恐发作。

- 皮损出现前即有奇痒，皮肤有被戳穿之感，最多的是虫爬感，热的时候症状加重，症状在夜里加重。

- 从皮肤里向外出种子一样的东西；皮肤上有黑屑；有粗且韧、不易拔出的白色或透明的细丝；有纤细的位于皮下或钻出皮肤的细丝；感到细丝可动；指甲、趾甲下有细丝；感到皮肤上有一层粘乎乎的膜；煤焦油一样的液体从毛孔渗出；醒来时感到床上像有细沙；床上有棕色细屑。

- 嘴、鼻子、眼睛里有细丝；头上有软的包块；严重脱发；感到眼前有东西掠过；牙齿快速变坏、脱落。

- 大多数都感到有微小的飞虫绕着头飞，这些飞虫也许是被破溃伤口的秽物、异味吸引而来。

- 体重急剧变化。

- 少见一些的症状还有：毛发的质地发生改变、斑秃、盆腔痛、月经不调。

- 大多数病人都感到绝望。

皮肤症状包括：

- 起病相对较快，没有明显的前驱症状，起始症状都是虫爬、叮咬、瘙痒和皮肤表现。也有少数病人是先出现了神经精神症状后才出现皮肤症状的。虽有皮肤寄生虫感染的症状，常规活检却少有寄生虫检出。

- 病人描述的皮肤痛痒的感觉：皮肤表面或下面感到虫爬、虫咬、有东西向皮肤里扎或从皮肤里向外长。早期的皮肤可以看不出异常。夜里和凌晨瘙痒最重。

- 自然发生的皮肤破损，皮损可以是轻微的，也可以严重到毁容的程度。皮疹、皮损痒、痛，长期不愈，很少并发其他局部感染。愈合的伤口斑痕中央色素减少，周围色素沉着。有时伤口里有绒毛。皮肤破溃处的结痂难以揭开，因为痂上有像触角样的结构牢固地粘着在皮肉上，所以试图揭开会引起疼痛。陈旧的皮损处，皮肤的质地变成皮革样或瘢痕样，上面会长出粗毛。

- 可以出现类似于银屑病患者的指甲萎缩。这与梅毒有类似之处，二期、三期梅毒患者，瘙痒可以是一个明显的特征，也可以有指甲的萎缩。

- 头发：变得硬、脆、干；头发质地和颜色改变，一股股地变粗，与其他毛发截然不同；脱发；脱落的头发根处有一小团透明的粘稠物质，这种物质也可以覆盖着发干。有的毛发好像是倒着往皮肤里长，难以拔掉，拔时非常痛。

- 脓包痛且持久不消，脓包的内容物粘着，挤不出来，只能像刺一样被挑出来。

- 皮肤失去弹性，看起来松弛，特别是在冷的时候。皮肤胶原减少，变薄。有白色脱屑，有的皮肤脱屑如粉末样。有位患者说，她手上脱落下来的渣子让她用坏了几个键盘，每个键盘的键子都像是被粘住了一样。

- 触碰一处皮损时，其他的皮损处，甚至没有皮损的部位也会立刻疼起来。

- 皮肤下面有刺一样的硬东西，难以取出，非常疼痛。

- 病理：皮肤活检常没有特殊的病理改变，或只见炎症反应而不见有病原体，有的可见丝状物质从发炎的表皮组织冒出。活检常报告有纺织物样的细丝位于真皮层。

行为改变：

患者们多像着了魔一样泡在网上，到处搜寻有关毛加粒丝症的帖子，也许这种行为是他们焦灼和无望的心情使然。那种皮肤的难受感迫使患者产生无法自制的一心要把它抠出来的迫切感，只有抠出来，这种难以言传的难受才能减轻。常有患者一连多个小时地抠出皮肤里、皮肤上的东西，放在显微镜下观看。

精神状况：

患者多有抑郁、情绪问题、喜怒无常、爱发脾气、性欲缺乏、孤独感，而且常有人格改变，比如：对以前感兴趣的事情失去兴趣、丧失了以往的技能或创造性、或由从前一个非常爱整洁的人变得邋里邋遢。

多数患者出现性格的改变，并且多是性格中的负面增强，患者本人却意识不到。这种负面性格的增长使他们与亲人、与他人的原本良好的人际关系受到破坏，这对患者构成了一个恶性循环。病人在受到别人的质疑后变得爱辩解，加重已有的抑郁、焦虑状态，加深与社会的脱离。患者过分自我辩解的性格的增强与他们屡屡不顺的求医经历不无关系；周围人对他们的疾病的不信任，也强化了他们爱否定的特点。

神经系统的症状包括：

可出现间断性的认知和行为状态的改变，及短期的记忆丧失。这些病人能认识到自己的思路凌乱，有时想不起自己正在说什么。其他的症状还可以有：头昏脑胀、思路不清、思想过程变得繁重吃力；交谈时，时常忘词；语言障碍，书写（尤其是拼写）困难；不能够集中注意力；意识模糊，迷失方向感；笨拙、走路跌跌撞撞；眼前有东西刚刚飞过的幻觉；眩晕、Romberg's征（闭目后站立不稳）；抽风、头痛；肌肉抽搐或痉挛；周围神经病。

皮肤以外的其他症状还包括：

- 因为多数病人都伴有莱姆病，所以莱姆病的各种症状都可以出现在毛加粒丝症病人的身上。

- 身体各个部位的疼痛、纤维性肌痛、关节肿胀和疼痛、肌肉痛。

- 对常见疾病的抵抗力降低、淋巴结肿大、反复发烧、极度虚弱、运动能力显著降低。

- 体温常偏低，口腔温度常低于 36.4℃，泡热水澡或在火炉边会使病人感觉舒服些。不能感觉水温，水很热时手却感觉不到。这点应引起注意，因为在给小孩洗澡时会造成小孩烫伤。

- 静息状态下心率快或心律不齐、高血压或低血压、间断性体位性低血压（表现为站立时眼前发黑）、毛细血管充盈延迟，腿、脸水肿。

- 病人中同时伴有内分泌系统疾患的也较多，如糖尿病、桥本甲状腺炎、甲状旁腺亢进。

- 常有贫血、红细胞减少、缺铁、体内炎症因子的水平增高、胰岛素水平增高。

- 病人感觉这种病原体在身体里繁殖迅速。

- 眼睛：眼前有漂浮物，视力降低、视物模糊、夜盲、短暂的视觉障碍；分泌物增加，常为线形；异物感（像是眼睛里有沙）；有异物感却找不到异物；对光过于敏感；睫毛脱落，可能会代之以粗的、细金属丝样的变了颜色的睫毛。

- 耳朵：当有细丝在耳朵里动时，会感到耳痒。耳鸣，分泌物造成耳塞，耳朵里长出过多的粗毛，而且感到毛根很深。

- 鼻：鼻塞、鼻涕过多，鼻涕稠、黏着、有细丝，干后结成很硬的物质；鼻孔里长过多的毛；鼻孔里生很痛的小疱。

- 口腔和咽喉：牙齿像变酥了一样，出现缺口、碎裂，并过度敏感；牙齿松动、脱落，牙龈萎缩、溃烂；咽痛或痒、干咳。

电磁场改变？

很多毛加粒丝症患者感到他们在使用电脑、电视等发射电磁场的电器时，皮肤症状加重。比如，本来坐在椅子上好好的，可是一用笔记本电脑，皮肤就开始痒。也有患者感觉，如果靠近另一个毛症患者，身上的虫爬、刺痒和叮咬感就加重，就像两个人身上有电磁感应似的。有的患者会把这种感觉描述为："我感到它们一下子跳到我身上。"

有个病人说，当他病得最严重的时候，他走进一个 10~15 个人的会议室，在座的人不一会就都感到鼻子痒起来。这起初让他很害怕，以为给这些人都传染上了，但事实证明不是这样。后来他给自己找了一个解释的原因，就是自己身上的电磁负荷太大，使旁边的人鼻毛立起摇摆。有个女病人说，她的烦恼之一是商店的电子门对她经常没反应，她要进出商店，常常要等着跟别人一起过门。

这些事情听来匪夷所思，但我还是觉得有必要列举出来，因为我没有资格来判定它们到底是实情还是幻觉。既然是很多病人有类似的情况，知道它，无论是对于好奇的研究者还是对于受到它惊吓的患者，都会有点帮助吧。

第二章　第十一节　患者故事

我读过许多毛加粒丝症患者的故事，个个令人触目惊心，有的虽然只是几句话，却也让人唏嘘不已，久久不能平静。就像这个单亲妈妈说："我每天要工作 10 个小时才能勉强养家糊口，可是却被毛症给干残了。医生非但不给予我帮助，说我是精神病，还威胁要带走我的孩子。我没去寻死的原因只是自杀有违我的教规，还有我对孩子的爱和责任，而且，我为人寿保险付了很多钱，不想让我的孩子得不到它。"看看这些患者，我庆幸自己尚属健康，祝愿他们都能逐渐康复。

励志的酷先生

酷先生是美国人，在四十多岁时，一次收拾后院，当他从一棵松树上拽下一根树藤时，一团尘土从上而降，落在了他的头上、身上。他冲了个澡，根本没把这当回事，丝毫不知他的人生噩梦已悄然降临。几天后，酷先生和他同居的女友开始感到从头到脚奇痒无比。他们没找到虫子，只是在身体上发现了非常微小的颗粒。在瘙痒出现后的两、三天内，他的身体各处出现了如蚊虫叮咬后的皮疹，还有一些红色皮疹越来越大。酷先生从此踏上了漫漫求医路。

由于病理活检和血液化验都是阴性的，医生不能给出诊断，究竟是寄生虫还是真菌感染，抑或兼而有之，酷先生只能凭自己的研究来猜测。他猜想那些花粉状的尘土颗粒可能是虫卵，经人体的热度孵育后，长成幼虫，钻入皮肤并定居于此，什么时候想吃了，就咬他几口。更为郁闷的是，他四处求医，尝试了五花八门的各种内服、外用的治疗，却无济于事，还不幸地被诊断为寄生虫妄想症。当酷先生向给他这样诊断的医生解释说，与他同居的女友也有同样症状时，医生说："对了，你们这是二联性精神病。"就是说他和女友两个脑子都不正常，一块儿幻想，把没的楞想成有的。当酷先生给医生看他用自己皮肤上疑似寄生虫的标本制作的显微镜压片时，医生不看显微镜，却递给他一张纸叫他看，上面是对寄生虫妄想症的介绍，大意是说：这种妄想症病人头脑中顽固地认为自己患有皮肤寄生虫病，他们的想法是如此之顽固，以至于常常从皮肤上刮下碎屑，拿去给医生看，并坚持认为其中含有致病的寄生虫。可让酷先生感到滑稽的是，所有诊断他为寄生虫妄想症的医生，在检查他的皮肤时，无一例外地都戴上了橡胶手套。既然这些医生都说病人的寄生虫是莫须有的，还怕个哪门子传染呢？

据酷先生所知，直接和间接受其传染的有六人：同居的女友；他在女友的姐姐家借住一夜后又传染了女友的姐姐；酷先生的母亲因在女友的卧室里睡了一夜也被传染；一位约会的女友用了他的枕头后，脸上出了疹子，经医生按酒渣鼻治疗后好了；酷先生的前妻，之前一直以为酷先生是寄生虫妄想症而未加防护；酷先生离婚后的新女友，也是他后来的妻子。至于酷先生是否在疾病的活动期因为坐飞机或住旅馆而传染给了其他人，则不得而知。所幸的是，这六位被传染者的症状都比较轻，而且经过治疗都最终痊愈。可是酷先生这位发病源却没那么幸运，他不但症状重，而且，对别人有效的治疗对他却一点没用，致使他上下求索，时好时坏了二十余年。自从认识到自己的传染性后，酷先生便不再让别人使用他的衣服、帽子、毛巾、首饰和床上用品，也不再去理发店理发，在皮肤症状活动期不去买衣服、试衣服，不与非同类病患者同床，不抱小孩，不与别人拥抱。酷先生非常注意避免将疾病传染给同事，总是尽量与同事保持距离，在寄生虫活动期随时对他用过的东西消毒。这也是酷先生之所以酷的原因之一——负责、自尊。

酷先生四处寻医问药，却苦于找不到真正能为他解决问题的医生，他一度苦闷到想要自杀。这个病魔是怎样折磨人的呢？酷先生说，当瘙痒袭来，犹如抓心挠肝，若不马上跳入热水中泡个澡，人便似笼中困兽，坐立不安。然而热水泡澡也只是治标不治本，只能带来片刻安宁，时隔不久，那咬噬人灵魂的瘙痒又卷土重来。这看不见的恶魔还破坏了酷先生的罗曼司。一次，酷先生与一位像玛莉莲·梦露一样性感的美人约会，本来他正陶醉于浪漫爱情之中，可是一杯葡萄美酒下肚之后，酷先生忽然间痒从中来，如千万条小虫爬在心上。此刻，就算眼前是活生生、白嫩嫩、妖娆无双的玛莉莲·梦露本人，酷先生也只想要一缸热气腾腾的洗澡水。酷先生都不敢相信自己的嘴巴竟将实情和盘托出。美人登时花容失色，怒目圆睁："你这个人面虫心的家伙，一点儿思想觉悟都没有，这不是在成心毁我吗？你都跟我跳了几个舞了，有几个还是贴得贼近的慢步！知道这病多容易传染吗？几年前，我只跟人拥抱了一下子就被传染上了真菌。"酷先生对美人的浪漫美梦瞬间化为齑粉，但是，美人不经意间的一个建议却在此后的几年里给了他莫大的帮助，使得他那漆黑的抗病征程逐渐现出光亮。美人让他注意饮食敏感性。酷先生热爱女性，对美人言听计从，立马开始只吃鸡蛋，不吃旁的。两天以后，竟瘙痒全无。从此，酷先生留心观察，认真记录，仔细试验各种饮食、补品乃至调料对他的皮肤症状的影响，总结出一套饮食规则和方法，并推广给病友。虽然，虫各有异，人亦不同，适用于酷先生的食谱不见得适用于他人，但是至少酷先生的饮食经验向人们证实，改变饮食是控制难治性皮肤寄生虫和毛加粒丝症的一个重要方面，并给他人摸索适合自己的食谱提供了思路和方法。

酷先生体内究竟感染的是何种病原体，终究也没被医生确诊。医生没能给予他足够的帮助，酷先生更多地依靠自救，拾回了自己的人生。尽管他并没能将体内的病原体百分之百地清除，二十年间，蛰伏的病魔数度抬头，但是酷先生在努力抗病的同时依然努力工作，并且著书立说，积极传播自己的经验来帮助他人。生活中，酷先生以带病之躯，不怕闹心添堵，永葆对爱情孜孜以求的浪漫主义精神，他虽然历经感情挫折，终究在爱情路上采摘到了最甜蜜多汁的果子——于茫茫人海中访到了灵魂之伴侣。酷先生这二十余年患病的人生是多舛的也是多彩的。

秀女士的故事

《华盛顿邮报》在 2008 年 1 月报道了秀女士的故事。

2004 年 10 月的一个晚上，51 岁的秀女士正在自家的地下室里办公，突然感到背部像被马蜂蛰了一样，又痛又痒，无法忍受。她喊来了老公——汤姆。汤姆撩开她的上衣察看，却没找到任何虫子。秀坚持认为有虫。为了向她证明她的背上啥也没有，汤姆在秀的背上粘上一条条的胶带，再一条条地揭下来给她看。汤姆是个树木专家，出于职业习惯，他拿出工作时用于检查树叶真菌的放大镜，对着这些胶带察看。真是不看不知道，一看吓一跳，胶带上竟然粘着一层细小的红色细丝。这些细丝是哪儿来的？秀并没有穿红衣服呀？随后的一个月，秀的瘙痒加重，每天夜里，她感觉如同有无数个虫子在她的皮肤下爬，叮她、咬她，使她无法入睡。她不得不通宵开着灯，因为这种虫爬感在黑暗中更重。

秀和汤姆怀疑是家里闹了跳蚤，因而揭掉了所有的地毯；又怀疑是霉菌做祟，所以又揭掉了墙纸。重新打磨、油漆地板之后，他们还请专人来烟熏灭虫。每天早晨，秀都发现床单上到处是黑色的小渣子，她就开始每天都用氨水洗床单。她的身上遍布纸划痕一样的破口，而且，在皮肤上似乎是小渣子冒出的地方还有血迹。继而，秀的头颈、胸背和四肢出现了多处疼痛的红色胶状破溃，长期不愈。为了缓解症状，她在淋浴下一待就是几个小时。她用醋和海盐洗澡，往身上涂婴儿爽身粉，可是都不见效果。后来，秀的关节开始疼起来，她感到疲乏无力、健忘。她的头发大把地脱落，每次梳头时都有纠结缠绕着头发的细丝、灰尘和类似于皮肤组织的一团团的东西梳下来。她的牙齿也突然间没缘由地腐烂。秀去看皮肤科医生，医生却看不出个所以然。无奈之下，她开始上网查询。秀拒绝让别人进入她的家，自己也不再出门，她不知自己患上了什么病，害怕会传染给别人。

秀在原本是个风风火火、浑身有使不完劲儿的女人，喜欢在后院侍花弄草，还养了些鸟。患病后，她却再也不能忍受待在院子里了，因为那会使她感到身上如同布满了虫子。这个病还可能给秀造成了幻觉。秀说，有一天，她的眼睛里居然冒出了一条粉色的虫子，她还咳出来了一条弹尾虫。那一刻，她吓坏了，心里只有死的念头。

秀被医生们戴上了寄生虫妄想症的帽子。秀看了十几年的家庭医生说她身上的皮疹都是自己挠的，秀很伤心，再不去看他了。她看了八、九个专家，这不是因为她疯了，而是因为太痛苦，她只想减轻病痛的折磨。一个医生说她得了运动员脚；一个说她得了带状疱疹；还有个说是疗疮。有个医生用抗生素治疗她的莱姆病，使她的瘙痒减轻了一点。另有个医生让她多去看电影来转移注意力。

寄生虫学家沃乐夫（Wolfe）说，他可没见到秀的皮肤上有什么细丝，那都是她的想象，秀带给他标本这一行为正印证了妄想症的诊断。秀则抱怨说，沃专家像其他医生一样，拒不用显微镜检查她的皮肤。

沃专家说："就我所知，人类中还没有这种事情的先例，让人难以置信会有皮肤下长细丝这种事。你问我它可不可能会是新出现的东西，我不能说完全不可能，但是，就我的认识，它极其不可能。"

"我被贴上了'疯子'的标签，没人听我的，我很绝望。"秀说。

秀买了一台显微镜，用来观察伤口，并对从身上取下来的东西拍照。她到网上寻求答案，曾怀疑自己染上了南美洲锥虫病。秀的皮肤科医生让她联系 NIH（美国国立卫生研究院），NIH 的一个研究人员给了秀毛加粒丝研究基金会的网址。在这个网站上，秀发现她的一系列症状与毛症一模一样。她为自己找到了诊断，现在就差治疗了。

与医生们对秀的不信任相反，她的家庭相信她。当她的第一台显微镜由于过度使用而坏了的时候，汤姆给她买了台放大倍数更高的新显微镜。每次秀去看医生，汤姆都陪同。汤姆说："那些细丝不是地毯上掉下来的。我眼睁睁地看着她从自己的胳膊上抠下一团脏兮兮的东西，在显微镜下看啊看啊，然后再抠再看。如果不是我了解我老婆，我真会以为她疯了。我理解我老婆，我知道她没疯。如果我两年里每天都感到像是被蜂蛰，我能受得了吗？我早就会站到我家房后那列每天经过的火车前面去了。可是我不是圣人，有时候，实在受不了她了，我就去林子里砍树。"

秀的女儿——婷娜 2005 年 7 月搬回家中，帮助照料脑瘤复发的弟弟。当她一进门时却惊呆了，秀与昔日判若两人，头发都秃了，头皮上满是伤口。婷娜担心是弟弟危重的病情把母亲推到了精神崩溃的边缘。"如果你一天 24 小时都对着显微镜看你的皮肤，那你就会疯掉的。"婷娜对秀说。但是，当婷娜看了一眼显微镜时，也看到了一些虫子一样的东西，这使她开始理解秀。

秀一家人发现，患脑瘤的儿子——桥希的头皮上手术切口的部位也出现有蓝的、红的细丝。他们问医生手术缝线的颜色，医生说是黑色。他们据此认为桥希也染上了毛加粒丝症。当桥希于 2006 年去世时（22岁），身上满是细丝和皮损。为此，殡仪馆的人还打电话询问，他们在处理桥希的尸体时是否需要特别的防护措施，因为他们从没见过像桥希这样的情况。

当秀去看家庭医生马修时，终于得到了些安慰。马医生说他自己就有毛加粒丝症。马医生给他的病人采用严格的大剂量抗生素、抗寄生虫药和抗真菌药治疗，并让他们吃胶体银。马医生让病人把胶体银和硅藻土混合在饭里吃，还要吃维生素、鳕鱼肝、椰子油，并且服用各种各样的草药，比如银杏叶。秀从马医生那里拿到了一个长长的清单，二话不问。胶体银在 20 世纪 30 年代以前被用作抗菌药。高剂量的胶体银会使皮肤永久变蓝，尽管出售食用胶体银不违法，但是 FDA 强调，它的治疗价值从未被检验、证实过。然而，秀为了治病已经无所顾忌了，为了止痒，她什么都敢试。用她自己的话说："到这份儿上，就是人家说吃狗屎有用，我都肯吃。"可是，这种治疗消除了瘙痒，却没有使秀得到治愈。

经过了几年的折腾，秀的伤口总算开始缓慢地愈合，她可以工作、出门了。她用一种给狗用的梳子梳下头上的细丝，也不再为那些细丝发愁了，也不再为医生的怀疑耿耿于怀了。重要的是她得到了诊断，并且终于有医生能够相信她了。她服用的药使她得到了一些缓解，但她仍然半宿半宿地坐着，不敢入睡，害怕一旦躺下来在黑暗中休息，就会促使她体内的东西活跃起来折磨她。

马医生后来卖掉了他的家庭医生诊所，全职投身于毛加粒丝症研究。他每卖掉一瓶胶体银就会得到一定提成，他说，他把这些钱都用于他对毛症的进一步研究。

球星一家的厄运

昔日奥克兰运动家队的棒球队员——比利（Billy Koch）曾是名出色的投球手，是为数不多的能把球投到时速 100 多英里的投球手之一。比利一家住在佛罗里达州的清水海滩，他和妻子及三个孩子都是毛加粒丝症患者。他的妻子说："这是我有生以来经历的最可怕的事情，一些奇怪的东西和黑色的小渣子从我的皮肤里冒出来。"比利经常彻夜不眠，并且有无法控制的肌肉抽搐，一度持续几个月。在患病两年后，比利不得不退出了他的棒球生涯。

这对夫妻看了多个医生，医生们不仅没有给出解除病痛的办法，还对他们的健康问题起了怀疑。感染病专家阿泊尔（Uppal）医生同情这对夫妻，说："他们已经看了好几个医生，每个医生都说他们疯了。"阿医生给予比利夫妻及其他 15 个同样的病人强力抗寄生虫药和抗生素治疗，不过只见到了短暂的效果，不久，细丝又复发了。阿医生亲眼见证了细丝从皮肤中冒出，并将采集的标本送给化验室检查。"化验室鉴定不出结果，就说它们啥都不是，"阿医生说。

比利的太太说："我们受着病痛的折磨不说，还被看成傻瓜、疯子，这太令人伤心、悲哀和恐惧了。"

失去秀发的冬娜

2005 年 9 月的一天，年过半百的冬娜做了一整天的园艺，睡到半夜时却被脑门上突然生出的一圈水泡给疼醒了。接下来的几个月里，她的头皮上不住地往下落沙子一样的小颗粒，头皮上的裂口纵横交错，奇痒难忍，伤口上还混杂着细丝。冬娜以前活跃于本城的各个慈善组织，现在，这些组织里再也看不到她的身影了。有一年多的时间，冬娜几乎不做其他任何事情，一天到晚都在拔她头上的细丝。她看了十几个专家，他们都说她是精神不正常了，说她的那些皮损都是她自己弄出来的。

"我情愿有个医生对我说，我得了乳腺癌，至少我可以知道它是什么，该怎么办。"冬娜说。

冬娜的老公——吉米是个地产开发商。冬娜年轻时曾经当选为弗吉尼亚州小姐，昔日是那么聪明、漂亮、活跃，却一下子变得有气无力，整天睡觉，与当初跟吉米结婚时的那个姑娘迥然不同。吉米起初一直不相信冬娜，以为冬娜是幻觉，认为她如果停止挠头，那些伤口就会愈合消失。冬娜在网上得知了赛蔚丽博士，她强打起精神飞到旧金山去见赛博士，吉米陪同。听了赛博士的解说，吉米才终于相信了冬娜。冬娜此后每几个月就飞到旧金山接受抗生素治疗。她已经好多了，可以偶尔出去打打高尔夫球，不过她需要戴假发，因为她用的抗生素剂量非常之大，使她脱了更多的头发。冬娜说，如果不是找到了赛博士，她也会走跟许多因不堪毛症折磨而自杀的人同样的路。

闺密救了芙然一条命

芙然女士 54 岁时是个幸福快乐的女人，她工作稳定、生活舒心、儿子有出息。有一天做园艺时，芙然被玫瑰花刺了手，没想到，从此，病魔竟慢慢袭来。芙然开始全身发痒，皮下有虫爬感，之后感到细丝和其他渣子向皮肤外钻，并引起严重疼痛。她看了一个又一个医生，没一个看出名堂，最后就都说她是自己瞎想出来的。与她生活了 15 年的男朋友也离开了她。芙然有个优秀的好儿子，医生们告诉她儿子，她精神失常、自残，需要住院治疗。儿子再信任妈妈，也架不住医生们众口一词，也以为她皮肤上的破溃都是她自己弄出来的。芙然以前在一家大公司工作得很好，可是老板认为她精神有问题，装病，把她开除了。只有一个做护士的闺密，对芙然不离不弃。护士闺密认为芙然患上了莱姆病，还特意自费到外地去听莱姆病的学术讲座。当她看到会上介绍的牛眼型移动性红斑时，更加坚信芙然害了莱姆病，因为芙然几年前长过这样的皮疹。掌握了这个信息，护士闺密陪同芙然去看医生，可是医生不听她们那一套。护士闺密觉着这个医生不会有任何帮助，就鼓动芙然给她去听讲座时了解到的赛蔚丽博士发电子邮件。庆幸的是，赛博士后来搬到加州行医，芙然终于可以得到治疗了。彼时，芙然已经病了 5 年半，挪动几步都感到累得要死。

化验结果证实芙然果然有莱姆病，同时还有另一种蜱传寄生虫。另外，由于她的皮肤表现和症状，芙然也被诊断了毛加粒丝症。当芙然得到了这些诊断时，心里居然说不出的高兴——"疯子"的冤名总算得以平反昭雪了。芙然恨不得对着以前看过她的每个医生的耳朵喊："看到了吧，我是真的有病！"她对医学界浅薄的水平和傲慢的态度怒火满胸膛。芙然说，她算看透了，医生才不关心你得了什么病，只想快点把一个个病人打发掉。芙然甚至觉着，自己若是个男人，也许医生会对她多一点尊重，因为医生们不断地说，她精神有问题的原因就是她是个更年期的妇女。气愤之余，芙然给以前每一位看过她的医生写信，告知她的诊断，同时也表达了满腔愤慨，因为他们使她丢了工作，失了自尊，没了医疗保险，毁了人生。

在赛博士的医治下，芙然逐渐恢复了健康，尽管尚未百分之百痊愈，却已然感觉如获新生。在 61 岁时，她又开始了工作。芙然从她的病中由衷体味到了"患难见真情"，她的几个闺密始终对她不曾嫌弃、无私相助，特别是护士闺密。与芙然生活了多年的男朋友却不够"纯爷们儿"，在芙然生病时拂袖而走。看来，闺密比情人靠得住。

闯过了鬼门关的芙然更加认识到了生命的可贵、家庭和友情的重要、活着的幸运。想到自己有吃有喝、有家人、有朋友的幸福，芙然就买了一后盖箱的食品，去送给了缺吃少穿的穷人。芙然在生病以前从没这么感到过活着真好！

勇于探索的查迈克

这位叫查迈克的先生有自己的网站，吸引着我在他的网站上浏览的是一进去时首先看到的白底红字的警告：

务必极其小心！使用治疗仪后绝对需要立即洗个冷水澡，死亡的毛加粒丝微生物产生大量的热，如若不洗冷水澡，可能会引起惊厥和死亡。这个仪器的买主要承担使用和不当使用可能会有的一切风险。查迈克，作为卖方，对使用和错用该仪器不负有任何责任。作为买方，我明知这是一个试验性仪器，愿承担与使用它有关的所有风险；而且，我作为买主，不追究卖方对该仪器所造成的任何损害的任何责任。

详细阅读，方知原来这位身为毛症患者的查先生用强力磁铁在自己身上做试验，感觉有效，于是设计了一个脉冲电磁装置，自己试用，效果不错，就在网上卖起了自己的发明。查先生出售的电磁装置是他从网上购得零件，组装而成。

查先生染上毛加粒丝症时刚刚当上爸爸，除了皮肤的症状，他还有神经系统的症状。为了不让自己的女儿小小年纪就没了爸，他到处寻求治疗方法。他得知，一位女士做了几次核磁共振检查后，竟然歪打正着儿，将毛加粒丝症治好了；又有病人说用磁铁治好了手指和脚趾；还有许多人都说自己的身体对电器有反应；查先生就开始在自己的身上试验起了磁场治疗。他先是买了两块强力大磁铁。有一天头痛得厉害，想想大不了还能糟到哪儿去，查先生就用这两块大磁铁给自己做了个手镯戴上。马上他就感到头痛起源的后脑部位有麻刺感，同时自己患支气管炎的胸部也有同样感觉，30 分钟后，头痛却消失了。查先生感到吃惊，因为通常这样的头痛都持续好几个小时。一个星期后，他的关节炎、支气管炎、失眠、头昏脑胀、牙痛、抑郁都没了。查先生当即又搞了一只磁手镯戴上。他的头痛也越来越少，大约一个月过后，不再有头痛了。

查先生说，他虽然还未得到百分之百的治愈，但是痛苦较从前远远小多了。

查先生自述的故事究竟可信度有多高，我不敢说。查先生是信上帝的，难道他敢为了推销他的发明故意说谎吗？他难道不怕撒谎受罚？要是我，我不敢。我记录下来查先生的故事只供大家参考，当然不可全信，实话也可以因为认识的错误而成为错话。不过，无论如何，查先生的勇于探索、不懈努力的精神令我敬佩。

查先生的经验还有：牛至油，2～3 滴/次，2 次/天；绿木瓜粉，3/4茶匙/次，2 次/天；螺旋藻，3/4 茶匙/次，2 次/天；小球藻，3/4 茶匙/次，2 次/天；饮用磁化水、臭氧化水；反对使用 Zapper；紫花苜蓿磨成末，加水成糊，敷于皮肤破溃处。

可怕的发光的毛——一个患者的自述

我从开始起疹子到现在已有 5 年的病史了。起初，我以为是成人痤疮，绝大多数疹子都是很疼的囊肿性痤疮样。我用过抗生素，也用过安体舒通，都有效。为了达到更好的效果，我开始服用异维甲酸，可是我很快就出现了以前没有过的乏力。即使我改用很低的剂量，乏力还是越来越重。我不得不在服用 6 个月后停药，因为如果没人叫醒我的话，我一天能睡 20 小时。更糟的是，我的脑子都不能思考了，视力开始下降，骨头和牙齿也都一下子衰退了。

我脸颊上的痤疮消退了，但是额头上却长了出来，在这之前，我的额头一直都是光洁的。不过额头上的疹子看起来却是另外的问题，它很痒，尤其是热的时候，感觉像是有什么东西在活动、叮咬我的脑门。有时候它看起来就像有个露出来的白色头，并且中央还有根毛。为了试试能不能解痒，我就把那根毛拔了出来。我以为我是毛囊炎，我知道一些真菌和细菌在紫外灯下会发荧光，为了看看到底是细菌还是真菌感染，我特地买了一个紫外灯。对着紫外灯，我看到那根毛发蓝色荧光，上面还有一些橙色的点。有一天，当我用紫外灯检查那些毛时，我着实吓了一大跳，有一根蓝色的毛直直的从我的脸上伸出去，大约有两英寸长。我用镊子把它拔下来检查，发现在自然光下，它实际上是透明的，没有紫外光的话，我几乎看不出来它。我在紫外灯下观察它，看到它自己慢慢地旋转，缠绕在了镊子上。我一点儿没瞎掰，我本身就是个多疑的人，立马想找到外因，但当时的那个环境没有任何可以用来解释的微风、气流。我开始用紫外灯检查周围，发现我的头发刷上也同样有发着蓝色荧光和橙色荧光的毛混在不发荧光的正常头发里。

我每况愈下，现在，除了前面说到的症状，我感到呼吸也越来越吃力，还总是冷得发抖，更加容易晕车，认知力和记忆力持续下降。我变得沉默寡言，脸上还生了很多色斑，样子看起来很糟糕。我 29 岁，从不吸烟喝酒。虽然我没精打采的样子看起来像是有毒瘾，其实我从没吸过毒。可是我却不得不每天服用 Adderall（安非他明类催醒药），要不然，我就会一天到晚地睡在床上。

是虱子害了我们——一个患病妈妈的诉说

　　我女儿伊丽莎从学校招来了头虱，并把它传染给了除我那秃头老公以外家里的每个人。我女儿、儿子和我在生过头虱后又都害了严重的上呼吸道感染，之后，我们就开始长疹子，主要在脸上、前胸和头皮上。伊丽莎的疹子还蔓延到了下肢并出现溃疡。我们一次次地去看家庭医生和儿科医生。医生们用抗生素治疗我们的呼吸道感染，却一直忽视我们那些缠绵不愈的疹子。他们先是给我们用除虫菊酯软膏治疗疥螨——毫无效果，又用伊维菌素按难治性疥螨治疗——还是无效。伊丽莎的学校总是把她打发回家，怕她是染上了什么瘟疫，传染给其他同学。医生们只是哼哼哈哈地不断给我们开可的松软膏和克林霉素药膏，可是没一样管用的。我儿子的症状算是我们三人中最轻的，像是生了严重的痤疮，对各种治疗都没有反应。

　　在查阅了虱子的相关资料后，我知道了，虱子会传播一些疾病。当我把这方面的资料呈给 UCLA（加州大学洛杉矶分校）的感染科医生时，他们却置若罔闻，只是给我开了往头上涂的治疗顽固性头虱的马拉硫磷，可那时我已经没有头虱了呀！

　　随后，更奇怪的症状出现了。在感染头虱 6 周后，我的鼻窦和身体其他的孔道开始有严重的瘙痒和虫爬感。伊丽莎和我鼻子里总是擤出黑色的渣子和细丝，鼻窦刺痒难熬。这种可怕的瘙痒持续至今。每天，我的咽后壁都沉积一层棕色的粘粘的东西，要用漱口液含漱几遍才能冲下来。到了晚上，我感到浑身上下到处有叮咬。我时而会感到头脑迟钝、昏昏沉沉、极度疲乏无力，继而又发展出了关节痛、肌肉痛、肌肉抽搐、神经麻木、肢体灼痛这些症状。我左侧的髋关节疼得无法走路。我化验检查莱姆病的结果是阳性的。

　　在显微镜下能看到，我们擤出来的是些红色、蓝色的细丝，这样的细丝也出现在皮肤下和从脸上揭下来的面膜上。我请求我的医生仔细看看这些细丝。他去与 UCLA 的一位病理学家用高倍显微镜观察了这些细丝后，回来对我惊呼："那些丝是蓝的和红的！"

　　我说："我知道，我观察过它们，它们是什么东西？"

他说，他不知道，病理学家也一无所知。这件事就这样不了了之，此后，医生再无下文了。

小业主阿铁说：

"我叫阿铁，47 岁，生在长在纽约的皇后区。我自己有个治害服务的小生意，就是谁家有了害虫、老鼠的，我就去把它们或杀死或抓走。直到 2004 年夏季之前，我的生意都不错，相当不错，可是，之后，我的症状就来了。先是缓慢而局限性的，主要是脸上有虫爬感，我以为我只是得了疥疮，丝毫不知这竟是我过去的平静生活的终点。在近 3 年的时间里，这个症状蔓延至我的全身。我感到虫咬，黑的、绿的、红的细丝从伤口里和皮肤下钻出来。我的双手是感染最严重的部位，疼得像是被泡在煮沸的水里一样。每天，我都被疼醒，我就冲到水池边，用凉水冲上 10 分钟，这样疼痛才能减轻点儿。

我去看心理医生，因为我要是不服用安眠药就只有躺在床上，痛苦得辗转反侧，整夜不能合眼。我的生活充满了焦虑不安。我丧失了一切兴趣和梦想，心如槁木死灰。虽然我是个鳏夫，却一点儿没有找女朋友的欲望。我的生意急转直下，债台高筑。我看过 27 个医生，去过 6 家纽约市的医院。有两个医生对我"浪费"了他们的时间而十分恼火，我从医生那儿出来后，一门儿心思就是想站在马路上的卡车前面，我差点儿真就这么干了。

我失去了所有的朋友，我的家人认为我疯了，连我的亲妈都不信我说的这些症状。我每个星期在洗衣服上要花 40 美元。任何衣服我都不能穿第二次，要不然就会感到叮咬。我每隔一天就得换洗床单，每天冲两次澡，可还是感到身上又扎又痒。我的脑子变得不能思考，总爱忘事。我用坏了 9 个袖珍显微镜，一心想搞明白我到底得了什么毛病，这使我疲惫不堪。我现在也就是对付着活一天算一天，随着我亲手建立起来的生意慢慢地走向了死路，我感到我自己也正走在这条路上。得了这病真是倒血霉了。真的，亲们，它也许很快就会敲上你的门，因为医学界对它无知，所以没有人是安全的。"

国内一个网上咨询的病例

下面是在国内网站上的一个在我看来是毛加粒丝症患者的网上咨询及医生回答的完整记录，我只对标点和文字稍做修改，并加注了一些我的感想。我不能苟同这位在线医生将该病人诊断为"神经衰弱"的观点。"神经衰弱"是个含混不清的托辞，它到底是个神经性疾病还是个精神性疾病？前者肯定症状的实体性，后者却否定患者所诉病痛的躯体存在。然而，不管这位医生的作答正误与否，他（她）的这种耐心解答的态度实在少见，可敬可赞。

问答发生在 2010 年 1 月。

病人自述：

健康咨询描述：女，31 岁，看了中医说我得了荨麻疹。全身皮肤瘙痒，抓后马上发红凸起。在出现此症状的大约 4 个月前，手掌、脚底板、脸、下体甚至头皮都觉得有虫爬感，但无明显皮疹。觉得脸痒时，照镜子好像看到有白线在动。之前眼睑长包囊，看了眼科，医生刺破了包囊，开了些吃的药和滴眼的药水。

曾经的治疗情况和效果：4 个月前看了内科，验血嗜酸粒细胞正常，就断定不是寄生虫病。但我怀疑，就去看皮肤科。医生查看了皮肤，说没皮疹，说我的感觉是心理因素，让我看心理医生。中医说是神经衰弱，但我的感觉是像有细小的线虫在皮肤下爬，因为蹲着时脚底板会感觉虫子走走停停。有时整张脸奇痒无比，小腿有时也会感觉有很多虫爬，风吹时更明显。最近，嘴角皮肤也是觉得虫子动动又不动。

想得到怎样的帮助：到底是不是线虫之类的寄生虫在皮肤下？因为家里浴室有红色的小线虫，听说会钻进脚底板。还是螨虫？我在生病之前睡了张很久没睡过的旧床，不知是否有螨虫。还是神经衰弱呢？我看了好多医生都不好，不知道要看哪科才能治好。请各医师帮我诊断是什么毛病，感激不尽！本地医生诊断随便，也不能给我个满意的答案。

在线医生回答：

这种情况，我觉得还是由您神经衰弱引起的，寄生虫感染的可能性很小。内科检查嗜酸性粒细胞正常是一定可以排除寄生虫感染的。（小崔感言：医学中，绝对的话还是不要轻易说吧，检查不是一定靠得住，疾病也不是一定没有特例。）皮肤感染寄生虫也不例外，是可以通过嗜酸粒细胞增多反映出来的。而且您手掌、脚底板、脸、下体甚至头皮都觉得有虫爬感，是没有分布如此广泛的寄生虫的。（小崔感言：尊敬的医生，请不要把自己不知道的一口说成是不存在的。）

指导意见：最主要的原因在于您的心理因素。（小崔感言：由此看来，该医生所言的"神经衰弱"指的是病人心里胡思乱想。）如果您一直受这个问题困扰，可以去看一看心理科，不妨试一试。

病人追问：

您好，谢谢你那么详细的回答了我的重点问题，就是嗜酸粒细胞正常能确定皮肤无感染寄生虫。我以为只能测出体内的，因为内科医生也没说清楚。不过我想问，神经衰弱会导致感觉虫爬感吗？那要怎么治疗呢？吃药会好吗？是不是要吃很长时间？心理因素也存在吗？（小崔感言：看来，病人以为"神经衰弱"和"心理因素"是两码事。）上回看的中医师开过一次神经性的药给我吃，但还是没改善。因为我的孩子也说有时脚底板有虫爬，类似我的症状，所以我怕他与我共吃食物被感染。会这样吗？我现在的荨麻疹是否跟身上的寄生虫有关？中医说要过一段时间才能好，是这样的吗？无限感恩！

医生回答：

神经衰弱一般就会有感觉异常，比如蚁走感，就是像小虫子在爬一样的。（小崔感言：此处，医生似乎在把"神经衰弱"往末梢神经炎上扯。末梢神经炎实属神经病变。）神经衰弱最重要是要靠您保持心情和精神上的放松，得到很好的休息，而不是单吃药就可以解决的。（小崔质疑：这里，医生分明又把"神经衰弱"当作了心理精神疾患。患上"神经衰弱"所致的全身瘙痒，好不好就全凭病人自己放松、休息了？）心理因素很重要，而且孩子往往很信任父母亲，可能会受到您的心理暗示作用影响。荨麻疹的原因很多，主要是皮肤的过敏反应，跟食物、油漆、花粉、日光甚至气温的冷或热都可能有关系，当然也有可能是螨虫，不过螨虫每个人都有，您也没有从小就出荨麻疹啊！（小崔感言：我没琢磨明白医生的这句话的意思，他（她）是在说荨麻疹跟螨有关还是无关呀？）你可以去皮肤科开抗过敏的药物治疗荨麻疹。

病人追问：

谢谢你的回复。看了你的回答我也没那么担心了，询问了那么多医生，大多数都说是神经问题，（小崔感言：是医生还是病人在混淆"神经问题"和"精神问题"的概念？）只是感觉在自己身上，所以一直不相信。症状发生前一阵子是有些烦心的事，以为自己得了性病，结果吃睡不好，每天心里恐慌。但后来确认不是后就开始觉得手心有拍动感，腹部也会感觉震动，后来就越来越多部位相继感觉此症状。我又因为这症状开始吃不下、睡不着。看了医生后说不是寄生虫，但我心里总半信半疑的。反反复复，每天的感觉都不一样。也不知道要怎么治疗，吃了药也不见好转。是心理问题吗？也不知该不该看心理医生。求神拜佛也做了，可也没结果，所以好灰心，像是得了不治之症。请问医生，我该怎么做？谢谢你的爱心回复。

医生回答：

我非常能够理解您的心情。我觉得，既然这个问题带给你那么大的困扰，既然皮肤科医生、内科医生都解决不了，你完全可以去寻求心理医生的帮助。（小崔质疑：皮肤科、内科医生解决不了的问题就是病人心理有问题吗？）不要因为要去看心理医生而有什么心理负担，看心理医生完全不代表您"神经病"之类的。（小崔感言：医生还是请别把"神经病"和"精神病"混作一谈为好吧。）试一试吧！

病人追问：

您好，谢谢您那么耐心回答我的问题，只是我心里还是不踏实，因为出现了荨麻疹的症状，所以想问得更清楚。我是 4 个月前开始感觉虫爬感的，若是寄生虫感染的话，会隔四个月才出现皮肤症状吗？寄生虫会导致荨麻疹，对吗？还有我的嘴角下皮肤处会有时感觉虫子在动，停停动动的，有时动时照镜子，看到像是有条白线在动。之前脸痒时也叫了同事看，他们也看到在动，我真的不骗你。而且那部位的皮肤也都有点粗糙，也有些线条痕。即使是很小的线虫也会引起皮疹吗？有时观察手心会看见手掌动的部位会慢慢地移动，仿佛能看见虫子在爬动一样恐怖，同时也会感觉臀部一阵强烈的爬虫感。所以，一直怀疑是螨虫在皮肤里呢。拜托你苦口婆心的解释，这是我最后的问题了，万分感激。（小崔感言：患者的思路清晰，语言简练明了，不似精神分裂患者的表现，她的匪夷所思的症状不该被随便当作不实的幻觉、妄想。）

医生回答：

荨麻疹的病因里面，有一种很重要的原因之一，就是精神紧张和情绪波动；而且有一种荨麻疹又称皮肤划痕征，即用钝器（可以是指甲）轻轻滑过皮肤，沿着划痕出现线状隆起。既然有这两种可能，您可以去比较好的医院的皮肤科看看到底是什么原因的荨麻疹。寄生虫的潜伏期应该不会有那么长，这一点我不是很确定。不过这四个月内，您的精神因素加上自己触摸是可能引起荨麻疹的。（小崔质疑：医生是在说荨麻疹的成因是病人在精神作用下自己长时间摩挲出来的？精神作用无所不能吗？）不知道您在哪里，我是成都人，成都的华西医院皮肤科是很赞的。您所在地附近肯定也有好的医院，我的建议是再去一次您认为权威的皮肤科。医生若仍然坚持没有问题，再去寻求心理医生的帮助。心理医生可以做行为矫正的。我知道，你最担心的是怕真的有寄生虫而去找心理医生会耽搁治疗，因此，先去权威的皮肤科。心理医生也是解决办法之一，您可以同时去皮肤科治疗，两者共同进行。也许你会惊喜地发现，皮肤科没看好，心理科看好了。（小崔感言：无论如何，这位网上医生肯于在没有报酬的情况下，给一位素不相识的人投入这么多的时间、精力解答问题，足见其纯净、善良的心地。）

心伤苦女士

苦女士是我的亲戚，两、三年前出于孤寂和爱心，收留了几只流浪猫，而这些猫带给她的却是满屋子的跳蚤、螨虫，还有其他不知其名的古怪虫子——我推测可能有弹尾虫，因为住在她楼上人家的卫生间长期漏水，使苦女士的家里长了霉。当苦女士意识到情况不妙时，这些害虫已经在她家的每个角落，连同她的皮肤上、身体里泛滥开来。她的生活一下子变得常人无法想象的恐怖、痛苦和绝望。当不知情的我以为她只是害了小病，打电话问候时，她正在做自杀的打算。她说她的病太痛苦，也不能接受下半生将与虫为伴，还给我交代了她的后事。

我劝说苦女士去我母校的传染科治疗，那里我可以找到同学帮忙关照。她拒绝了我的建议，说，她在此前不久曾特地去省城的大医院看过医生，先后看过两个，没一个负责的，没一个有同情心的，也没一个有寄生虫方面的知识的。她两次都取了眼睛里的虫体，端给医生看，没一个医生看一眼的。医生们甚至没有劳烦对她的眼睛进行检查，只是两三米开外扫视了她一眼，就给她诊断了病毒感染。她对医生失望到了极点，誓言不再看医生了。

从省城回家后，苦女士在网上查询，觉着自己像是害了眼吸吮线虫，可是又不尽相同。长在她的眼睑里的这种线虫好像繁殖得非常之快，数量惊人、源源不断。那时，她已经严重到无法睁开眼，需要不停地冲洗眼睛，擦除虫体。与此同时，她的皮肤症状也开始暴发，由起初的她以为是自己不经意间抓出来的痕迹，发展成肢体、后背满目疮痍。这也是她不愿再去住院的一个原因，她害怕像她这样的少见病例会时常有医生、护士和实习生前来观摩。被人撩开衣服，暴露身体，如陈列的标本一样供人参观，太伤自尊。更何况，人们即使嘴上不说，心里也无不把这种疾病归因于她的生活方式不洁。她得不到别人的同情，得到的只会是鄙夷和嫌弃。我完全理解她的想法，换成我，也会这样想。因此，当我的亲戚们极力主张带苦女士去外地求医时，被我劝阻了。苦女士已经很厌世了，就别让她进一步感受卑微和屈辱了。况且，真能找到懂行对路的医生吗？

我尽管学医多年，却从没在医书上看到过苦女士的一些症状。她说，有一天，她本来感觉皮肤里的寄生虫没那么活跃了，就穿上了一件长期未穿、未经消毒的棉衣出去办事，没一会儿，全身的寄生虫就如听到了一声令响一样一起活动起来；她说，她的头发里出现一些丝丝络络的东西、还有像柿子籽样的东西，有细线一样的虫从脸上的毛孔钻出，家里也莫名其妙地出现了许多白绒毛；她说，洗澡时可以看到皮肤里出来的虫在水中游成三角形；她说，皮肤里有种黑色的小颗粒一样的虫向肉里钻时非常痛，只有让它向外钻出来才好受。

她怀疑身体里有几种虫，一种是她眼睛的线虫；一种虫在皮下爬，喜欢向头颈部活动，会从鼻子、耳朵里往外钻；一种是螨——很多的螨，双氧水浇在上面嗞嗞冒泡；还有其他的，只感到有东西存在，却让她琢磨不透为何物的。所有这些科幻小说一样的情节必然会被许多医生当成疯话，可是，我信她，即使是在我当时对此毫无头绪，根本不知道有"毛加粒丝症"这种病时，我也没怀疑过她的感觉的真实性——我就没想过要去怀疑。如许多毛加粒丝症患者一样，苦女士除了皮肤的症状，还有其他系统的症状，只是皮肤症状太痛苦，对其他症状都无暇顾及了。她也有疲乏、失眠、气短、恶心、腿脚水肿、有时身体的某个部位会莫名地剧痛或跳动。

感谢互联网，我在为苦女士的病不知所措时，从网上查到，外用 5 度米醋可以治疗皮肤寄生虫。苦女士试用后见到了效果，这就带给了她一线希望。随后，我按照网上不断学来的患者经验，让苦女士忌吃甜食和面食，又先后采用盐加维生素 C 疗法、口服伊维菌素和肠虫清、服用穿心莲和虎杖、硼砂加洗碗液洗澡、甘油擦皮肤、喝丁香泡茶、外用美国的一种宠物皮肤寄生虫药、外用伊维菌素注射液。其中，效果最显著的是外用高度米醋和盐加维生素 C 疗法。高度醋驱出皮肤里的一些寄生虫，尤其是那种感到向皮肉里叮咬的黑色颗粒样东西；盐加维生素 C 疗法则明显改善她的眼睛和整体感觉。另外，我寄给她的那个美国产的宠物用药对螨的效果很好，而且明显能去腐生肌。苦女士的皮肤寄生虫症状得到全部清除，应该说是全部努力的合力作用，其中也包括她坚持煮洗衣物、扔掉了一些旧物、重新装修了房子、改变了居住环境。

我读过很多毛症患者的帖子，像苦女士这样皮肤症状在不到一年的时间里即得以清除的例子还从未读到过，毛加粒丝症患者多是几年的抗争都见不到效果。那一年，我至少每个星期都给苦女士打一次电话，一聊就是一个多小时是常事。有一段时间，尤其是开始的一段时间，每次给她打电话前，我的心里都十分紧张，生怕听到她那里有什么不好的消息，或是又出现了新的症状。良好的治疗效果重新燃起了苦女士的生活希望，我们在电话里讨论她该做个什么样的发型。她患病后因为怕传染给理发师，所以一直没去做头发。我们还谈论我们共同喜爱的旗袍。

　　然而，这样日出云开的晴朗日子未能长久，苦女士与我的另一个亲戚发生了矛盾分歧。我的诸位亲戚基本上每个都是慷慨仗义型的，唯独那位除外，他早年就曾伤害过苦女士。苦女士在病得最绝望时有一次向我哭诉她的命苦，说她当年被自己的至亲在外人面前扇着大嘴巴子，原因只是她不想跟已是半大小子的侄子睡在一个大炕上，想在父母的房子中要一间住。这件事让她颜面扫地，伤透了自尊，对当年的苦女士——一个自尊心极强的年轻姑娘来说，心灵的创伤可想而知。对这件发生在二十多年前的事的起因，我的亲戚们众说不一。但是，一个无法否认的事实是，那位身为大老爷们儿的亲戚确用捅火的火钩子在苦女士的腿上打出了淤青；另一个不争的事实就是，那位贪心的亲戚确实害怕苦女士分用父母的房子，这场纠纷也是以苦女士搬离父母的房子而告终的。我觉得，苦女士这些年来一直在省吃俭用地买房子，孑然一身却先后买了四处房子，就是由于当年因房受辱对她心理的刺激。有些人不觉着自尊有什么了不起；或者有些人根本不知道何为自尊；可是对有些人，自尊比命重要。

　　苦女士与那位亲戚的这个新近纠纷又是与房子有关。此时，房子好像已成了她心中不解的结，在别人对那位亲戚为将祖产全部据为己有所玩弄的雕虫小技一笑了之时，苦女士则出人意料地、不依不饶地争夺起了自己的应得财产。苦女士刚经历了炼狱般的病痛折磨，精神本就受到了重创，这时，新仇旧恨又一并袭来，她的胸中被点起了愤恨的烈火，无法平息，且渐渐烧光了她的理智。亲人们的一切劝说、安慰都于事无补，苦女士这回就是纠结不放，把自己的全身心都投入到了与那个亲戚的斗争中。而且，到了斗争的最后，那个亲戚害了怕，让了步时，苦女士依然誓不罢休，仿佛这场斗争的目的就是为了不断的斗争。苦女士胸中的战火不断蔓延，从那个亲戚烧到这个亲戚，直至烧遍所有的亲戚和朋友。

苦女士的人格变了，开始不明显，让人只以为她是心情使然。后来，我感到了她的言语偏激时，也在尽量用"人非圣贤"去理解她的局限，可是当我认识到她不正常的偏执时，她的病态却在突飞猛进地恶化。每个星期通话时，我都能明确感到她比上个星期又加重了。只是几个月的时间，苦女士完全变了一个人。几个月前，她说起年迈的姐姐、姐夫对她的关爱、操劳时，感激涕零；几个月后，她用恶毒而粗野的语言谩骂姐姐、姐夫，他们给过她的关爱都从她的头脑里一笔勾销，他们被她说成是联合起来对她进行谋财害命的帮凶，进而又成了霸占她巨额财产的主谋。她屡屡到这对像爱自己的孩子一样爱她的老头、老太太的门上叫骂、侮辱、讨要她那子虚乌有的被侵吞的财产。苦女士内心世界的灯一盏盏地都熄灭了，完全陷入了黑暗和阴冷，充满了无端的愤恨和无稽的猜疑。我最后寄给她的一批药，被她当作害她的毒药或扔掉或送人了，我也成了最败坏阴险的恶人。

苦女士原本是个善良而负责的人，自从意识到自己害了寄生虫便开始回避与人交往。为避免传染给他人，她屡次近乎绝情地断然拒绝好友的热情邀请，又碍于自耻，不愿将自身的病情告诉他人，更使她自己感到憋屈、不幸和难过。苦女士喜爱小孩，在发病前常抱着新生的侄孙子，生病后就十分后悔和担心，哭着对我说："如果我给人家小孩传染上，那真是罪该万死。"后来，苦女士的侄子又带小孩回乡探亲，苦女士那时皮肤、眼睛都已经大有好转，去看侄孙子时，却仍然只是远远地站在门口看着，不肯靠近。侄子知道她喜爱这孩子，竭力劝她抱抱小孩，她都坚决不抱。苦女士曾在抑郁严重的时候跟我说，她不想再浪费钱财治疗了，想多省下点儿分给侄男外女。还嘱咐我，帮她处理财产时，给她抱大的侄子和侄女多分点，说着就动情地哭了。

越是想起她从前的好，越是为她的现在悲哀。亲人们对她已无不心存恐惧，住在近处的想起她来，心就咯噔一下，惴惴起来，怕她不定突然又妄想起了什么，闹上门来。

苦女士孤身一人，她的大哥和姐姐们为帮助她可谓仁至义尽。他们都已不是年过花甲、就是年逾古稀的老头、老太太了，而且每个人的健康状况都令子女堪忧，但是为了苦女士，都忘我地劳碌、奔波、慷慨解囊，都是一心想尽全力从身体上和精神上拉回这个悲惨可怜的、小时候是那么乖巧伶俐、惹人怜爱的小妹。悲哀的是，这个小妹的灵魂已如一只美丽的氢气球，脱手了，飘走了，任凭你如何跳着脚想要奋力抓住它都是徒劳，你只能无望地看着它越飘越远。以至于哥哥姐姐们都不敢跟苦女士接触和联系了，因为任何善意的表示和举动，都会在苦女士的心里被扭曲为恶毒的动机，招致她不堪入耳的破口大骂、甚至上门骚扰。姐姐们被骂得个个心碎，既因感到万分委屈和羞辱，也因痛惜好端端的小妹竟毁成了这般模样。亲戚们曾经在苦女士的工作单位的帮助下，把她送进了精神病院。由于种种原因，住了一段时间后，她就出院了。苦女士恨透了那些协助把她送进医院的亲人。苦女士的老姐夫，八十来岁了，在她住院期间，因为伙食太差，为给她补养身体，每隔一天就大老远的去给她送一次饭。苦女士出院后却对他恨之入骨，不惜用极其难听的话当街咒骂这位老先生。

苦女士的一个姐姐也曾决心以悉心关爱、照料调养、谈心疏导来挽救苦女士，便把老伴和小外孙撇在一边，去照顾从精神病院接出来的苦女士。陪伴一个精神病人的身体消耗和精神折磨，没有经历过的人无法想象；拯救一个精神病人的灵魂也不是常人力所能及。苦女士出院后就拒绝服药，她的精神症状再度复发，苦女士的姐姐的一切努力都是惘然。不久，苦女士的姐姐每天都不敢睡觉了，因为不知道下一分钟苦女士会做什么荒唐事。苦女士的姐姐已是花甲之年，又是多年的高血压，哪里经得住这种折腾？我那时很担心她的身体。所幸苦女士很快就把这个精心照顾她的姐姐也看作了仇人，佛然离去，苦女士的姐姐得以回到女儿家休养，我才为她舒了口气。

苦女士后来被迫害妄想严重，闹了几出事，随身的背包里还装着半把剪刀。在她的工作单位的要求下，也出于对她的自身安全的保护，亲人们强行第二次将苦女士送入了精神病院。苦女士的另一个姐姐——姑且是苦女士的姐姐们中身体最好的一个——也是 60 多岁的老太太了，三天两头地要换乘两次公共汽车去医院看望苦女士，给她换洗衣服、送吃的、送医药费、满足她一时兴起的各种要求。苦女士想要个眼罩，苦姐姐就得满街里跑，挨个店去趸摸眼罩。过些天，苦女士又想要双鞋，苦姐姐就给她买了双送去，苦女士说大，苦姐姐拿回来，退了，另买一双，送去，苦女士说小，苦姐姐再拿回来，换了，送去，苦女士说肥，苦姐姐又拿回来，退了，继续趸摸不大不小不肥不瘦的鞋。诸如此事，一桩接一桩。

苦姐姐所受的苦不止是身体的劳顿，更难以承受的是精神上的痛苦。苦姐姐每次去见苦女士，苦女士都是软硬兼施，让姐姐带她出院。那精神病院不比监狱好，伙食很差，病人们普遍都馋得邪乎，见有家属拿来吃的，就有病人围上来或要或抢。我去看望过苦女士，病房里床挨床，连个床头柜都没有。房间里虽有个公用的柜子，可是没人在里面放东西。一入院时，医生就告知家属，这病房里丢东西蔚然成风，吃的、穿的、用的无所不丢。我见过医院里的护士，有一位拉长个马脸吆喝牲口一般吆喝病人去吃饭。有一回还看到，一个病人老太太毕恭毕敬地站到看门护士面前，夹杂着毛主席语录说了一段疯话，这护士就声色俱厉地呵斥她回房，见其不动，又用手中的钥匙戳她。若非万般无奈，谁愿把自己的妹妹关到这种地方来呀！苦姐姐说，她总有如同亲手把妹妹推入了深坑的罪恶感，这种罪恶感有时压得她感到自己几近崩溃。

我这人多愁善感，自觉在性格上和苦女士有一比，说不准也有精神分裂的潜质，因此觉得，有必要趁理智健全，把自己的心愿跟亲人交代清楚，免得亲人到时候为难，也可以使我自己的本来意愿得到最大的满

173

足。我曾叮嘱老公，假如我将来得了精神分裂或者老年痴呆，不论我那时愿意不愿意，也不论医院的条件多差、生活多苦，都一定要把我送到精神病院或养老院去，谁都不要去看我，更不要想着照顾我。并且告诉儿子，我最想要的是给亲人留下美好的、愉快的回忆，当我做不到这些时，我情愿亲人们把我忘掉，也不愿他们看到我的样子难过，更恨自己会给亲人带来麻烦和痛苦。我也想让儿子知道，他不是为我而生，我生他也不是为了养老，他给我的人生带来的快乐和色彩早已偿还了我对他的养育之恩。成为他的人生的负累和干扰是我最不能原谅自己的事，我只愿他把更多的精力用于更好地经营自己的生活和谱写自己的人生。老公要我放心，说他一定不会让儿子看我、照顾我，但是他会照顾我，不是为了我，而是为了他自己。老公说，他这个人除了这个家没有别的业余爱好，照顾我是为了解除他的寂寞。这是他那一刻的肺腑之言，也让我热泪盈眶，可是靠不住。我理智尚全时，说话都会使他暴跳如雷，我真若痴傻癫狂、胡言乱语起来，他怎能受得了？山盟海誓先莫讲吧。我深悉苦女士的精神病给她的兄姊造成的巨大的负担和精神痛苦。假若真有一日我也步入了苦女士的后尘，失去了理智，万望我的亲人们帮我实现我的自尊——远离我、忘记我，他们对我没有责任和义务。在我的辞典里，尊严就是不去心安理得地享受别人的付出。我对别人不断地拖累、伤害，就是在把我的自尊层层剥掉，真比赤身裸体地在街上跑还没有尊严。

也许，苦女士精神失常的主要原因是她的怪病对神经系统的损伤。苦女士以前写一手遒劲潇洒的硬笔字，我的亲戚们写字都不赖，而据我爸的评价，苦女士的字是最见天分、最棒的。可是，现在她的字竟是面目全非，可见苦女士存在大脑受损。诚然如此，我心里还是疑问，苦女士的精神失常是否真的不可避免？假如她没有与那个亲戚的房产纠纷，假如那个亲戚早年不曾伤害过她，假如她能够专注于调养身体和心情，甘愿吃亏、避免纠葛，那么，她是否即便大脑功能出现损害，也不会发生精神失常？人总会给自己找到理由和借口，那个伤透了苦女士心的亲戚也自有一套理直气壮的说法。是的，苦女士天性敏感、较真儿，你说她这是格涩也好、脾气怪也好，她确实不够世俗，这样的性格自然容易受伤。但是，作为至亲，你不觉着她年幼丧父、感情挫折，够不幸的吗？你何忍再去亲手伤她？

我妈说，她居住的小区里有个中年妇女，从穿着打扮一看就是精神不正常。前两年，她穿着怪异却还干净，这一年明显比以前脏了，看来是精神病加重了。这个女士每天早晨在广场上见人唱歌就跟人唱歌，见人跳舞就跟人跳舞，从没有过骂人或暴力迹象。我妈见到这个女士就想起苦女士，每每投以同情的目光。一日，这女士想必是感到我妈看她的眼神与众不同，就叫住我妈说："大姨，你会唱《黄河水为什么黄》吗？"

我妈说不会。

"你不会，我给你唱唱吧，"说着，女士就唱了起来。唱毕还给我妈鞠躬行礼说："谢谢大姨听我唱歌。"

我妈跟我叹息，不敢幻想苦女士有朝一日会恢复理智，但愿她能像这位唱歌女士，尽管不合世人的标准，但是能平和安详地生活在自己的内心世界里。

第二章　第十二节　我的防虫之心

两、三年以前，我从没认为寄生虫病有什么大不了的。小时候，我也生过寄生虫。上幼儿园的时候曾经招了一身虱子，至今还记得我妈拎着我的小衣服嘎叭嘎叭地用指甲挤上面的虱子，我的两个姐姐一边一个嘻嘻哈哈地数虱子，我妈挤死一个虱子，她们就报一个数。那场面怪温馨的，最后居然数到了好几十。好长一段时间里，我两个姐姐都为此管我叫"饲养员"。我小时候家里养过猫，我常去的姥姥家也养猫，都是那种从来没洗过澡，到处跑着拿耗子的猫。我们也都很健康，没闹过虫患。

在我认识、学习了毛加粒丝症和莱姆病后，我的观念变了。也许是现在的虫比几十年前的虫更恶毒，也许是现在的人比几十年前的人更脆弱，看到那么多身强力壮的人都染上莱姆病和毛加粒丝症，有人甚至是在高尔夫球场挨了蜱咬而害病的，我还敢对自己的免疫力自信十足吗？我的心里多出了许多对寄生虫的顾虑和畏惧，很多以前做过和想做的事情，现在都不敢做了。

关于吃

在美国，有些州有法律，鱼肉必须经过冷冻才能被餐馆用于生食，因为绝大多数鱼都有寄生虫。但是法归法，吃出寄生虫病的人照样有。我不敢再吃我喜欢的生鱼片了，除非确定它经过了长时间的冷冻。我下馆子，肉只吃烹得烂熟的，越是未经冷冻的肉，越要烹得透彻。什么爆炒牛蛙、醉虾之类，过去吃过，现在暗自庆幸，没赶上倒霉吃出病来，将来再不敢吃了。

关于住

多年以来，我就梦想，将来自己有了带院子的房子，一定在前院、后院放置几个小鸟屋，吸引小鸟来安家落户，既美观浪漫，又亲近大自然，再完美不过。可是自打读了关于鸟螨的资料，我关于鸟屋的美梦即灰飞烟灭。有人家的空调正对鸟窝，就把鸟螨引入了房内。还是让鸟儿们离人远点，去高高的树上做窝吧。

需要提防的不只是室外的虫子，还有旅馆里的虫子。你即便是置身世界上最现代化的大都市纽约，也不曾远离害虫的威胁，臭虫不只出现在旅馆里，甚至还在地铁里咬人。我现在要是去住旅馆，都在行李箱里放上樟脑丸，能管多少用我不知道，反正是心理上感觉踏实点儿。

关于宠物

我曾经盘算着养条狗，差点就付诸行动了。正为是买贵的纯种狗还是买贱的杂种狗犹豫之时，我开始阅读起了关于寄生虫的资料，越读，我就越不敢养了。打理宠物的卫生是个很大的工作。我现在看到遛狗的，心里就疑问："他们怎么能保证那浑身毛、到处跑、到处舔的狗狗从不长虫，也从不把跳蚤、蜱虫带回家？"看到有老太太收养四十几只流浪猫的报道，我就想知道，老人家没有虫患之扰吗？怎会没有呢？我的亲戚收养了八只猫就把自己的人生给毁了，还有人仅仅收留了一只流浪猫就给家里带来了虫患。我劝诫人们不要接近，更不要随便收养流浪猫、狗，对自己健康的责任远比对流浪动物的怜悯重要。

关于玩

我家屋后有一片浓密的小树林，从那里走出过漂亮的梅花鹿、可爱的野兔、怪模怪样的野鸡、爱翻我家垃圾桶的浣熊，飞出过火红的"愤怒的小鸟"，夜里常传出猫头鹰如泣如诉的叫声。这小树林每天都在以它童话故事般神秘的魅力召唤着我的好奇心。我曾无数次地想过要领着儿子，穿着靴子，戴着帽子，拎着棍子，去林中探险。可是终究也只是那颗心在蠢蠢欲动，不敢成行，一是怕蛇，二是怕虫，应该说更怕的是虫。

有天晚上，我为儿子关上卧室的灯。儿子躺在床上，黑灯瞎火中看着天花板上贴着的那些夜光星星，说："妈妈，假装我现在是躺在草地上，看天上的星星呢。"呵，不错呀，这小子还挺懂情调的。躺在草地上望星空，多么浪漫而惬意呀！可是现在的我不敢鼓动儿子的这份浪漫心思，等儿子长大点，还要不忘时　常告诫他，千万别和女朋友躺在草地上，望星空或者干啥的。要想望星空，还是仰着脖子，站着看吧。草地可不是温柔之乡，暗藏着寄生虫、虫子卵，就看谁赶上倒霉了。运气好的人一辈子光着脚到处走都没事；运气不好的，有在草地上坐一坐就感染上恙虫，不治而亡的。谁知道自己是哪种运气呢？

介意的越来越多

看到有小孩光着脚在外面跑，我就担忧："他妈就不怕他被草里的蜱咬了？就不怕一些动物寄生虫的幼虫从孩子的小脚丫进入身体？咋能不督促着孩子穿鞋呢？"

看到有人在网上宣扬，在沙滩、草地和野外不穿鞋子，直接地气，我就想写个拍砖帖，说："你是接地气了，你也接虫子了。"

我还彻底断了让儿子参加童子军的念头，绝大多数童子军下河游泳、穿林登山，都平安无事，可是自打我读了有的孩子——尽管是极少数，有因此而生病、乃至丧命的，我心中的阴影就弃之不去。

也许，我介意得太多，已经近乎成癖。可是，人和人不一样，有许多人向来粗粗拉拉、不干不净、不管不顾的，也能健康长寿，可是也有不少人因此病倒了而追悔从前对卫生常识的忽视和无知。我总是想，小心总比后悔强。

第二章　第十三节　治疗总论

我在总结治疗方法时，遵循的宗旨不是科学依据——没法遵循，科学研究都没人做，上哪找科学依据去？绝大多数只能靠网友们的经验，依据我自己的判断，排除掉有江湖骗子和卖万金油嫌疑的商家言论。我记录下这些经验、方法，并不表明我完全提倡它们。适用于这个人的方法也许适用于那个人，也许不适用甚至起坏作用。自我下药是有风险的，各人情况不同，对治疗的反应各异。我把医生或患者感到有效的方法记录、整理于此，是想为百般无奈、痛苦挣扎的患者提供一些可尝试的思路——路远没有走到头，总还有办法可以试一试，还没到束手无策、坐以待毙的时候。

给患者的一点儿建议

千万不要把注意力和精力放在研究和寻找病因上，而是要放在对抗病痛上。不要用显微镜检查自己的标本，它会使人如同上瘾一样，一看就是几个小时，对于身体和心情没有一点儿好处。不要去看网上那些病友的凄惨故事，它会带给人更深的压抑和沮丧。努力改变自己的行为，避免做那些因增加身体和心理的压力而进一步损害免疫力的事情。

自我治疗者最好能征询医生的意见，尤其是在用量上。如若没有医生可问，则宜从小剂量起始，逐渐增大剂量。

成功的治疗原则

* 内服、外用和环境清理齐头并进。
* 兼顾生理与心理。
* 一定要注意饮食。
* 选择适当的方式，坚持锻炼身体。
* 毛加粒丝症病人几乎都患有莱姆病，所以，也需要结合治疗莱姆病以及伴随着莱姆病的其他病原体感染，比如原虫、真菌，不然你的毛症就难以对付。在治疗毛症上经验丰富的赛蔚丽博士认为，没有针对毛症的特效治疗，治疗莱姆病就会使毛症得到好转。

做好心理准备

- 治疗时，出现好转前，症状常会加重，这时千万别灰心。

- 患者往往有这样的体会：一种方法在使用之初效果不错，但是一段时间后，病原体似乎在变得适应环境，治疗的进展停滞不前，甚至又变回原态。当一种方法达到平台时，就换用另一种方法。再反复时也别灰心，只要努力，你就能像前一次那样赶走它。

- 毛加粒丝症不只是个皮肤病，要正视神经-精神-心理方面的损害，去迎击、对抗它，不是回避、否认它，不然只会让自己在这个损毁理智的旋涡里坠落。

- 一个患者说："我鼓励每一位毛症患者都要坚持下去，不要放弃。我患病 12 年有余，曾经脑子不好使到语不成句的地步，而我现在期待着完全康复呢。只要态度正确，什么都是可能的。"

放松精神还要靠自己

原谅那些不能理解、认可这一疾病的人们——尤其是亲人，这不是他们的错。纠结于不被亲人信任的委屈，只会使病人和亲人两厢心碎。一个患者说："我兄弟就是直到歌星 Joni Mitchell 站出来说她患有毛加粒丝症后，才开始相信我有这种病的。本是同根生，他却宁愿相信别人说的，都不信自己家人的。"

想开点，最不听信你的是你的亲人，无关乎爱与不爱，这简直就像是人的天性，我有切身体会。我儿子信任别人的妈妈的见识胜过我的。不管我怎样让他好好洗手，他从来都只是过一下水了事。有一日从学校回来后，他突然开始坚持每次洗手要洗五分钟或者心里默唱完整的两遍《一闪一闪小星星》的时长。一问才知道，原来，一个小朋友的妈妈是名护士，到学校介绍了一通医护工作和洗手的重要性。我父母对我的医学知识也不够信任，我跟我妈说："你血糖控制不好，就得再减主食的量，代之以蔬菜和瘦肉，每天吃四两主食太多了。我没糖尿病，一天都吃不到二两饭。"可我妈说："人家电视上和报上说了，每天得至少吃 5 两主食呢，人需要足够的碳水化合物。你吃那么点儿，看你那是啥体格呀？"

放下思想包袱，以幽默、坦然的态度对待疾病带来的尴尬。有的病友为了有个好心态，在网上互相分享自己因脑子失灵干过的可笑的傻事。一位病友去给汽车换油，换油的小伙让她把车灯打开，她却如何也想不起哪个按钮是开车灯的了，就说："请你帮我打开吧，我不知道怎么开。"换油的小伙用诧异的眼神看着她。她说："我有病，有时候会脑残，想不起事。"

另一位病友说："我的脑残也挺邪乎。我以为驾照快过期了，开了老远的路去换驾照，排了 45 分钟的队才排到地方，办事的先生头都没抬，对我说：'女士，你这驾照还有一年才过期呢。'"

把注意力集中到积极、正面的想法上。正如一位患者所说："我知道这很难，但是在你沮丧、焦虑的时候，你正是在喂养毛加粒丝，它们喜欢这些。知道它是来捣毁你的心灵的，就要努力抗争，不要让它得逞，不要让它控制你。给你自己填入积极正性的思想、情绪、书籍、电影，当你陷入负性情绪、思想时，就做深呼吸、瑜珈、打坐冥想、祈祷，去回忆你从前健康时的美好。"

发动精神的力量

我们的脑子能告诉我们的肢体怎样运动，我们的脑子也会告诉我们的五脏六腑如何抗病。这不是胡说，假孕现象就是一个佐证。假孕的妇女日思夜想的就是成为肚子逐渐变大的孕妇，她太渴望成为大肚子了，她的脑子就以一种人类难以解释的机理，告诉脂肪细胞在肚皮上集中堆积脂肪，堆至状如十月怀胎。用科学的说法，这就是心理暗示的作用。

光有精神上的愿望，没有实质的治疗手段是不够的，精神会失去载体，没了力量。光有治疗手段，没有心理上的信任，心与身就会向反方向拉扯。因此，采用一种治疗就要对它满怀信心，而不是满腹狐疑，要相信你所用的每一种药品、每一种治疗都会给你带来裨益。即使当治疗不力，需要更换疗法时，也要让自己想，以往的治疗没有白费，它会与将来的治疗相得益彰。

每天在脑子里对自己说："我体内的疾病正在被消除，毛加粒丝被排出，健康在恢复。我的免疫能力在增强，体力在增加，神经功能在增进，头脑越发清晰。"只要有空就让脑子里尽量多地发送这些积极的信息，而且内容要尽量细致具体。比如，有神经痛的患者，在默想时，把思想集中在病痛的部位，想象着这个部位感觉轻松爽快、活动自如。总之，对于良好的结果，思想得越具体越好。一定要坚持不懈地往好处想，强烈的意志和信心必定会产生不同寻常的结果。

第二章 第十四节 口服治疗

盐/维生素 C 疗法

不只是毛加粒丝症患者，许多没有毛症的莱姆病患者也用这种疗法治疗莱姆病。这种疗法相对便宜得多，得到的好评不少，是毛症病人和莱姆病人多为采用的一种疗法。

盐自古以来就带着神圣的色彩，在宗教里是神赐的礼物，有避邪之用。牛都需要时常舔舔盐，不然就爱生病。只是到了现代，盐才被视为健康的大敌。由于肉类等食物都是用盐来保存，所以古人食盐量常达 20 克/天。

盐/维生素 C 疗法，简而言之，就是服用大剂量的盐和维生素 C。它的理论是：盐有杀虫抗菌的作用，维生素 C 起提升免疫力的作用，两者合用相辅相成。这一疗法，只是一群自觉患有寄生虫却不为医生认可的、对医疗绝望的莱姆病患者之间交流、探讨、试验、摸索出来的，像中医验方，是个人经验的产物，不是医学研究的产物。

方法：从每天服 1 克盐和 1 克维生素 C 起始，缓慢地逐渐增大用量，经过数个星期甚至数月后加至盐和维生素 C 各 8～12 克（约 1 克/15 磅体重）/天，分 3 次服用。也有人采用的维持用量为 4～8 克/日。可以把维生素 C 和盐磨成粉末，与 1/3 果汁加 2/3 水混合，会使服用起来更容易。

这个疗法不可急于求成，剂量的增加一定要缓慢，给身体以逐渐适应的过程。大多数病人都会在最初几天感觉变好，之后却又感到加重，这种现象被解释为死亡的病原体引起的赫氏反应。多数病人还同时联合用其他疗法。

至于疗程，也都是凭个人经验，没有定数。有人在症状消除后仍以最高剂量连服 9 个月，甚至 2 年，有人则减至维持剂量 3 克/天。

注意事项：务必大量喝水，原则是每用 1 克盐需饮至少 240 毫升水，以使多余的盐和维生素 C 从肾脏排出。服用维生素 C 的过程中，不可以突然停用，减量应逐渐进行，否则可能会引起反跳性坏血病。

禁忌证：有高血压、心脏病、肾脏病或肾功能降低的患者禁用，或者改用低剂量（如 2 克/天）。用药前要化验尿和肾功能，如有异常，不应采用高剂量。用药期间应每周测量血压，并且定期验尿。

赫氏反应有时可以很重，与对高盐/维生素 C 不耐受难以区分。有人可能在高剂量盐/维生素 C 时因肾脏负荷过重，出现腰痛。当出现症状加重时，减回至在此之前的剂量，直到症状减轻再逐渐增大剂量。

盐应为没有添加其他成分的纯盐或者海盐。在美国的药店里可以订到纯盐片。

几个西药

★镁剂：补充镁在治疗莱姆病中被认为有重要作用，毛加粒丝症既然和莱姆病有着千丝万缕的关系，自然也该补充镁剂。有的毛症患者甚至感到它是所有口服药物中最重要的。肾脏有病者不要自行补充镁剂。有人反映，如果在晚上服用镁剂可引起睡眠困难，若遇这种情况，则选择早上服用。

★MSM（Methylsulfonylmethane 甲基磺酰甲烷）：1000 毫克/天。MSM是安全的体内硫来源，它的使用原理是其中的硫对寄生虫有抑制作用。

★舌下含服肝素，是有的医生采用的方法。

★泰利霉素：有患者感觉泰利霉素最为有效，明显地抑制症状，但是它始终不能使毛加粒丝症完全治愈，一旦停用症状即全面复发。

口服驱虫药

赛博士说，绝大部分毛症患者在接受驱虫药治疗时，在好转前都先出现症状恶化——皮损加重、虫爬和叮咬的感觉增加，这或许可以解释为皮肤在加量排出毛加粒丝。也许，驱虫药的作用是杀灭螨和身体里的潜在寄生虫，这样，虽然看不到立竿见影的作用，但从长期来看，减轻了免疫系统的负担，使其慢慢得以恢复。

★伊维菌素（Ivermectin）

有的病人感到它只起 3、4 天的作用；有的病人则需要长期服用，一旦停用，所有症状即死灰复燃。我给我的亲戚用过美国马用的口服剂型，与肠虫清联合，服用了 5 周。 她在用药期间没有感到疗效，但是日后回顾自己的皮肤症状所以能够基本上完全清除，觉得与曾经服用这些驱虫药不无关系。

剂量：0.2 毫克/千克体重。厂家建议的用法：一次性服用，一周后重复一次，6 个月至 1 年后再重复一次。但是病人反应，这种低剂量根本不起作用。即使对于螨虫，皮肤中的螨虫卵在两周后才孵化，而且还存在着从环境中不断再感染的因素，因此这种两周用药的方法实际上并不合理。

有的建议用法：晚上睡前 1 小时空腹口服，每周服用 4 天，停用 3 天，连用 5 周，或酌情用更长时间，至症状减轻后，维持在每周服用一次。也有人建议，每三天服用一次。

可能的副作用：过敏反应、视力问题、神经症状、恶心、头晕、抽风。如果寄生虫的量很多，首次剂量可能会引起诸如气短和腹痛等不适，如果不适严重，则暂停两天用药，待不适减退后再恢复用药。

★肠虫清（Albendazole）

肠虫清是脂溶性的，不易溶于水，采用通常的服用方法时，它在肠道不被吸收，只对肠道内的寄生虫起作用，对组织里、皮肤里的寄生虫无效。若要肠虫清在肠道被吸收，服药时必须将药片细细嚼碎，同时就着大油大肉的脂肪餐。

剂量用法：400 毫克/次（这是成人的剂量，小孩的要问医生），2 次/日。7 天服药，7 天停药，酌情重复 2 个或更多个循环。

副作用：连续服药超过 14 天，可引起脱发，其他副作用请参看药物的说明书。

★氯芬奴隆（Lufenuron）：能够破坏昆虫卵和白色念珠菌的甲壳质（chitin），人不产生甲壳质，所以它对人来说，理论上是安全的，可是尚无长期的临床实验研究。

★其他可选驱虫西药：芬苯达唑（Fenbendazole）、虱螨脲（Lufenuron）。

草药驱虫

★黑胡桃壳、丁香、苦艾的草药胶囊：

均从小剂量开始服用，1 粒/天，至第六天可加至 2 粒黑胡桃壳、3 粒丁香、3 粒苦艾，分次服。第二周停用黑胡桃壳。到第 10 天，苦艾胶囊加至 5 粒/天，丁香 9 粒/天，分次服。从第 12 天起停用丁香。第三周，恢复服用黑胡桃壳（2 粒/天），停用丁香。第四周，服用丁香 7 粒/天，停用黑胡桃壳，停用苦艾。从第五周起，每周有一天三种药服用一次。间歇期可进行肾排毒和肝排毒。

抗精神病药、抗抑郁药

我在多处看到，一些抗精神病药和抗抑郁药不知因何机制，对有些毛加粒丝症患者有一定的，甚至是明显的疗效。我的亲戚在皮肤症状清除后，眼睛还是有少量似虫非虫的东西，住进精神病院接受抗精神病药物治疗了一段时间后，眼睛的症状竟全好了。有人解释为，抗精神病药和抗抑郁药可能有降低寄生虫活性的作用，使寄生虫的活动迟缓，生殖随之减缓，久而久之，被人体慢慢清除。也有可能是这些药物只是降低了机体对病原体的反应，而非将其杀死或清除。医生用抗精神病药或抗抑郁药治疗毛症患者时，采用的剂量只是用于抗精神病时的 1/5～1/10。

人们对于抗精神病药通常都心存芥蒂，不光是担心它的副作用，也有一种一旦服用这类药仿佛就在自己的身上挂了个"精神病"大牌子的顾忌。不过，治病是硬道理，还是不要完全排斥采用这类药的可能。

请注意，这类药只可选用一味，不能像服用营养药那样任意叠加。如果症状得到控制，服用一段时间，比如 10 周，可试着逐渐停药。

★抗精神病药：

匹莫齐特（Pimozide）：1 毫克/日，睡前服，服用期间需要经常检查心电图。

奥氮平（Zyprexa）：2.5 毫克/日。

★抗抑郁药：

多虑平：10 毫克/日。

左洛复（Zoloft）：25 毫克/日。

抗真菌药

一位香港患者在 1992 年自巴西旅游归来，开始出现皮肤症状。令他惊诧的是皮肤长出纤细的白色绒毛，用手在皮肤上一撮，可撮出绒球，当时被诊断为真菌感染。服用氟康唑，先是 100 毫克/天，后增加至 400 毫克/天，服用 2～3 个月，皮疹基本清除干净，瘙痒减轻。在抗真菌治疗伊始，他的大腿皮肤上出现了许多棕色小点，很痒。取其中一个棕点做病理活检，显示为慢性皮炎伴肉芽肿，未能确定病原体。后来，他由于出现了对氟康唑的过敏，不得不停止服药，几个月后症状复发，只是程度较以前为轻。

几个猛招

这些办法都是病友交流的，据说是取得了成功的经验，听起来却都有些不择手段。仅供参考，是否试用，当慎重考虑。

★MMS

英文全名是 Miracle Mineral Supplement，直译过来就是——神奇矿物质补品，最早是被一个名叫 Jim V Humble 的人用来治疗自己的疟疾的。MMS 溶液实质上就是 28%亚氯酸钠溶液。这种溶液中加入醋、或柠檬汁、或 10%枸橼酸后，反应产生二氧化氯。二氧化氯有强氧化性，可以破坏各种病原微生物，是常用于消毒游泳池的化学物质。MMS 在坊间被对医生失望的病人广泛用于各种各样的感染性疾病，评价各异。

MMS 不宜长期服用，且应该从小剂量开始，如 1 滴 MMS＋1 滴柠檬汁（3 分钟后服用），逐渐加量。高剂量时可能会出现强烈的赫氏反应。服用期间要多饮水、做桑拿，以促进毒素排出，并且需要间以肝脏、肾脏排毒。

★硫磺粉：有患者介绍，口服硫磺粉可成功、快速地治疗真菌，并驱逐一些皮肤寄生虫。方法是：药店里买来的硫磺粉，一小茶匙，放于口中，让唾液慢慢将其渗透、溶化，当　粉末全部变成液体时吞下，再用

水冲下口中的残余，随后刷牙。每日重复2～3次。

★硼砂：1/8茶匙的硼砂加入1升水中，一天内喝掉；第二天将1/4茶匙的硼砂加入1升水，喝掉，连服6天，有人甚至连服数月。据说能明显减轻日间瘙痒，促进皮肤大量排出渣子。

★胶体银：很多毛加粒丝症患者服用胶体银。我对服用银制剂心存顾虑，银一旦进入人体组织后就会沉积下来，几乎很少被排泄出来。曾经看过一则新闻，一个美国白人老头，因皮肤疾患长期喝胶体银，忽然有天跟别人一比，发现自己变成蓝颜色了。

草药

★大蒜片或大蒜提取物：很多患者对其止痒和抑制皮肤寄生虫的作用有很好的评价，但是有的患者需要很大的剂量才见效。

★Cryptolepis Sanguinolenta（血红白叶藤）：也用于治疗莱姆病。

★丁香花：可以压碎泡茶喝，有驱虫作用。

★绒毛钩藤（Cat's claw）：可与紫雏菊（Echinacea）合用。

★牛至油：内服加外用，有助于控制真菌，并有杀菌作用。

★Triphala：有患者的反应很好。

★葡萄柚籽提取物：可以内服，也可外用。

★橄榄叶提取物或橄榄叶茶：有抗菌作用

★水飞蓟（Milk Thistle）：保护肝脏，增加胆汁，排毒。

★印度楝树油（Neem oil）：既可外用，也用于口服，有抗寄生虫和抗菌作用。它的气味很强烈，外用于皮肤后会感到奇痒。有患者感觉这种痒是它起作用的表现，如果痒得不堪忍受就将它洗掉，即使让它在皮肤上停留几分钟也能起到一定的效果。小儿、孕妇和哺乳期妇女忌服。

★在澳大利亚的一个论坛上看到有病人推荐Manuka蜂蜜，内服加外用。Manuka是澳洲的一种树。

★VitaKlenz：是一种清除肠道内寄生虫和真菌的混合草药。

★其他可选用的还有：穿心莲、起绒草（teasel）、洋菝葜（Sarsaparilla）、保哥果（PauD'Arco）提取物、艾菊（Tansy）酊剂、月桂树叶（

Bay leaves）、藤黄果（Garcinia Cambogia）、曼密果籽油（Mamey 是中美洲水果）、桉树油(Eucalyptus oil)。

对神经系统有益的药物

★葡萄籽提取物：对记忆有帮助。

★加有 DHA 的鱼油对于神经系统有保护作用。

★维生素 B6、维生素 B12

为增强免疫功能

★泛酸：5～10 毫克/天

★N－乙酰半胱氨酸：600 毫克/次，2 次/天，与维生素 C（1000 毫克/次，2 次/天）同时服用。

★其他可选的还有：人参、绿茶、灵芝粉、辅酶 Q10、L－赖氨酸、补硒。

第二章　第十五节　外用治疗

每个患者对每种方法的反应不同，同一种方法也常有使用一段时间后出现疗效下降的情况，患者需要多方尝试。

祛除毛加粒丝

★醋：涂抹醋可以驱使毛加粒丝排出。有人感觉高浓度的醋才有效，有人说米醋好，有人说苹果醋内服加外用效果最好，哪种醋效果最好或许因人而异。患者对醋的积极评价不少，不妨首选一试。

★芥末粉：1 匙芥末粉与 1 匙水混匀，放置 10 分钟后，加入 2 匙橄榄油、1 匙甘油，混匀后加入润肤霜（60～90 克），用于涂抹皮肤，尽量保持湿润，干燥后，用清水冲掉。也可以把芥末粉加水后混入抗真菌洗发液（如海飞丝），用来擦抹皮肤和头皮，数分钟后冲掉。

★大蒜：大蒜捣碎成泥，混入椰子油、少量橄榄油，和成糊状，用来按摩皮肤，可以促进毛加粒丝排出。

★牛奶：把牛奶装在喷壶里，向皮肤上喷洒、按摩，可以促使毛加粒丝排出，全身反复喷洒、按摩，包括头皮，按摩后用清水冲洗掉。

★紫花苜蓿：紫花苜蓿泡入硼砂溶液或抗菌洗碗液，洗澡前用于擦拭皮肤。

★蓖麻油：皮肤上涂上厚厚的蓖麻油，按摩，可以促进毛加粒丝排出。伤口局部涂上蓖麻油也有止痒作用。

★印度楝树叶：粉末和成泥状，外敷皮肤。也用于治疗疥螨。

★硅藻土：向硅藻土（食品级）中混入 25% 葡萄籽油，涂抹患处。也可以换用橄榄油或杏仁油。直接将硅藻土涂于皮肤，会使皮肤因脱水而瘙痒。

★任何牌子的能引起热感的擦剂，如红花油、辣椒油都有将毛加粒丝驱出皮肤的作用。

★硫磺皂：有人感觉有效，有人感觉无效。

★用 Citrus 漱口水浸湿的纱布敷脸。

★薄荷酶清洁剂（Peppermint enzyme solution）：可以外用，也可以用

来清理环境、擦拭家具。可与硅藻土联合使用。

★葡萄柚精油：可与印度棟树油和茶树油合用，并可以混于发胶、润肤霜之中。

★甲基磺酰甲烷（MSM）：口服 MSM，外用 MSM 润肤霜、MSM 香皂。

★每周用剥离性面膜，直至脸上的虫爬、刺痒的感觉消失。做面膜时，在不敷面膜的部位——眉毛、嘴唇、眼睫毛处涂上凡士林油，目的是堵住毛加粒丝的退路。

★其他还可试用：硫磺粉混合凡士林、二氧化氯、硼砂沾水擦身。

皮损处理

★聚维酮碘：可以促进破溃的伤口愈合。用棉球沾上聚维酮碘，轻轻地点在伤口上，待晾干后再点一层，如此重复 5 遍，可于每晚做。

★酚化碘：在受到酸化后会释放出酚，可以外用于皮肤。

★伊维菌素（Ivermectin）注射液：有人感觉局部涂抹有助于消除皮损。

★氧化锌软膏涂伤口。

★Gold Bond 牌粉剂或乳膏：活性成分有氧化锌和薄荷脑。

★Vicks VapoRub 按摩膏：内含薄荷脑和樟脑。

★水杨酸类软膏用于止痛。

★利多卡因喷洒于伤口用于止痛。

★外用双氧水、牛至油、葡萄柚籽提取物。

如果怀疑有螨虫

★有的皮肤向外排出黑色及白色颗粒的病人有可能染有疥螨，可以口服伊维菌素，外用 5%百灭宁（Permethrin）软膏。

★Nu-Stock Ointment：是一种用于治疗宠物皮肤寄生虫的药膏，主要成分是：硫磺、松树油、矿物质油。我因看到许多人评价它用于治疗人的疥螨效果很好，就买了给我的亲戚用，她也感觉效果明显，就是气味太重。

★茶树油混合芦荟，涂抹皮肤。

★ 3 滴柠檬草油、或橙油、或柠檬油、或薰衣草油，6 毫升香柏油，5 滴薄荷油，60 毫升酒精，7 粒苯海拉明（只用于人时），在一个 200 毫升的喷壶里混匀后加满水，摇匀。可以用来喷洒在皮肤、宠物和布制家具上，喷洒至有潮湿感，效用可以维持 4 小时。薰衣草油、橙油、柠檬油、柠檬草油和香柏油都有杀虫作用，除了香柏油，其他精油要轮换使用，以防寄生虫产生耐药性。

止痒

★薄荷脑配氧化锌软膏：止痒并促进皮肤愈合。

★薄荷油

★茶树油：止痒效果好，又有抑菌作用。也可用来漱口，或加入牙膏用来刷牙。但是有患者反映，在长期大量外用后出现了一些神经症状。

★混合半杯硼砂和 15 毫升抗菌洗碗液，加入 6 杯水，用小毛巾蘸这种混合液擦拭全身，风干后，用软毛刷刷掉身上的渣子，再全身擦抹甘油。

其他选择

可用于外用的还有：胶体银、丁香油、椰子油、蜂蜡、香草精油、999 皮炎平。

椰子油恐不适用于治疗弹尾虫，因为弹尾虫喜好脂肪酸。椰子油对于抑制真菌有作用。

眼睛问题

如果感到眼睛里似有玻璃丝，先涂入抗生素眼药膏（如金霉素眼药膏），使其软化，再用干净棉签将其擦出或用清水洗出来，然后滴入硝酸银眼药水，或胶体银和眼药的混合液。也可以用抗生素眼药水或隐形眼镜清洗液冲洗眼睑内侧。

薄荷膏涂在眼皮和眼眶周围可以快速减轻局部症状。

口腔问题

口腔有疾患的人可以试着每天起床后或睡觉前做油漱口：橄榄油、或芝麻油、或蓖麻油、或椰子油，含一小口，漱 10 分钟后吐掉，再用清水或盐水漱口。

去除口腔内的毛加粒丝：用苹果醋漱口、盐水漱口、或者小苏打与双氧水或红酒混合漱口；再或者，1滴牛至油或薄荷油加入1匙橄榄油中，漱口数分钟。

有人推荐的方法是用纯葡萄汁漱口，每次漱数分钟，连漱三次，随后用舌刮刮舌。据说此法可以漱出许多古怪的东西。我因怀疑是人都会漱出东西来——当然不是牙缝里的东西，就在认认真真刷了牙后，也弄了一口纯葡萄汁含着猛漱了一气，然后吐在一只白碗里观察，发现我也漱出了许多黑乎乎的小东西。我猜测这东西是葡萄汁中的成分遇到唾液中的什么成分发生了凝集、沉淀，并不是从口腔黏膜里洗出来的东西。当然，也许毛症患者漱出来的东西与我的不一样，我无权否定没有见证过的事情。我对此方法的效用半信半疑，有人愿意试试也无妨，反正葡萄汁无毒、无害、无风险。

耳朵问题

耳朵刺痒者，可以试着滴入椰子油、或蓖麻油、或双氧水。

鼻子问题

用棉签蘸酒精、或薄荷脑、或薄荷油、或葡萄柚籽提取物擦拭鼻腔，可快速减轻局部症状。

去掉鼻腔里的毛加粒丝：冲洗鼻窦用的洗瓶内加入盐水和（或）胶体银，冲洗鼻窦。注意洗瓶的卫生。

头发处理

- 头发应尽量剪短或剃光。剃去体毛可以减少寄生虫的寄居，也可以减轻痒感。
- 柠檬汁擦头皮。
- 每次洗头前，向头皮上抹按6:4混合的蓖麻油和茶树油，或按7:3混合的蓖麻油和桉树油（Eucalyptus oil），保留至少1小时。
- 洗过后用热的电吹风吹。

注意事项

- 皮损用激素涂抹没有任何效果。

- 过氧化氢高浓度（35%）时会损伤皮肤，应稀释后使用。

第二章　第十六节　洗头泡澡

洗头

　　使用潇洒（Selsun blue）牌洗发水、海飞丝洗发水、强生婴儿洗发水或煤焦油洗发水。也可用给狗用的药用洗澡液洗头，注意不要弄进眼睛。

　　对毛加粒丝症和螨虫均有效的一种方法：硫磺粉约 14 克、丁香油 15 毫升加入 240 毫升洗发液中，充分摇匀后，挤出一些揉搓在头皮、颈部、额头、眼眉等部位，保留一个小时后冲洗掉。这种方法的一个副作用是头皮干燥、脱屑，特别是在开始两天，颗粒和一些莫名其妙的东西会从皮肤里冒出，不过皮肤会逐渐恢复正常。

泡澡的方法

★将紫花苜蓿捣碎和约 120 克泻盐共同泡入热水中。

★重序商陆（Poke Sallet）煮水泡澡。

★青蒿煮水泡澡。

★盐＋泻盐（1～4 杯）＋小苏打（1 杯）泡澡。

★泻盐 2 杯，双氧水 1 瓶，加入洗澡水中，泡澡 30～40 分钟。

★双氧水和海盐加入洗澡水泡澡，泡澡后擦乳酸软膏。

★120 毫升漂白水、约 110 克泻盐加入装满三分之一热水的浴盆。泡澡时也要浸湿头皮和头发，泡完澡后，全身擦茶树油，也可以将茶树油与甘油混合后擦用。

★双氧水：稀释后擦拭全身皮肤，或在洗澡水中加入 1～4 瓶。

★小苏打（1 杯）＋酒精 500 毫升。

★外用 Borax（硼砂）或用它来泡澡时，要选用美容级而不是洗衣级。

★用酵母酶洗澡，也可以将其稀释后喷洒于身体、宠物、房间。

★燕麦浴：1/3～3/4 杯燕麦，将团块压开，如果颗粒较大，可以用擀面杖压细，装入丝袜，封口，泡入热水中。沐浴过程中可以逐渐挤压出更多的燕麦汁。

★多处看到有患者说，洗澡水中加入醋和小苏打泡澡的效果好，我对此有所疑惑，一个是酸，一个是碱，加在一起不就中和反应了吗？

第二章　第十七节　　饮食治疗

毛加粒丝症患者必须严格限制饮食，在采用莱姆病饮食的基础上，更要忌食糖和面粉类饮食，因为这类饮食会促进寄生虫的活性和真菌的生长。如果有人询问你忌食的原因，而你又不想如实相告，你大可以说是对有些食物过敏。患病乃个人隐私，为避免别人的偏见和歧视带来不必要的不快，撒点无可奈何的与人无害的小谎也无可厚非。

多吃木瓜、新鲜胡萝卜汁和菠萝汁有助于清除肠道内的毛加粒丝。

有患者感觉，以蛋为主的饮食可以减轻症状，它的原理可能是蛋中富含硫，而寄生虫怕硫。

每天摄入足够的碘有利于控制真菌。

具有抵抗细菌、病毒、真菌作用的事物：大蒜、黄姜、姜、洋葱、舞菇、香菇、椰子油。南瓜籽有驱虫作用。

第二章　第十八节　环境清理

　　毛加粒丝症患者多从自身经历中感到这种病似乎有很强的接触传染性，比如，穿上一件未经消毒的旧衣服或者坐到未消毒的沙发上会很快引起瘙痒、虫咬感；有的患者出外度假时症状减轻，回到家后症状复发。他们由此逐渐变得对环境要求一丝不苟。我在此总结的都是取自患者们交流的经验。理论上讲，如果毛加粒丝症果真源自未知寄生虫或真菌，或者环境中的真菌和害虫对毛症起了添油炽薪的作用，那么，彻底地清洁环境，清除真菌和害虫，对于减轻、控制和治愈毛症是必要的。

清洁房间

★室内的植物要挪到室外，因为这种病似与真菌和土壤细菌有关。

★把墙上、地上的洞和缝隙都用水泥或石灰堵上。

★使用抽湿器、开窗、加热等措施去除室内潮湿。

★经常对房间、汽车吸尘，开始时每周吸房间 3～5 次，以后可以每周吸尘 1～2 次，吸尘器中的尘土应倒入塑料袋中，当日扔掉。使用非袋式吸尘器，或者每周更换并扔掉吸尘袋。

★在家具下、地毯上、床垫子上、犄角旮旯各处喷洒硅藻土。可以用喷散粉尘用的喷壶来喷洒，也可以将硅藻土装入丝袜，摇动丝袜进行喷洒。因硅藻土对肺脏有刺激性，所以喷洒时一定要戴防尘口罩，避免吸入。

★最好把所有的地毯都换成地板或地砖。如若不能，就用专业蒸汽清洁器清理地毯，但要记住，将水气清除掉之后，再洒上硅藻土。布制家具的清理方法同地毯一样。

★用 90%酒精喷洒家具和用具的表面，也可以用 Borax（硼砂）或 84 消毒液加水来擦拭。

★家具上的霉菌用抹布沾洗涤剂擦除。如果霉菌已侵入木质纹里，用 20%的漂白剂或 84 消毒液擦除，随后用清水彻底洗净，晾干，然后打蜡。

★用 25%氨水擦洗地板，清洗地毯，氨水也可以用来处理每次使用后的首饰、手表、表带、剃须刀、眼镜、钱包、梳子等。

★粘尘纸可以用于清理沙发、衣服和床。

★出门前，关闭窗户，在房间中央、床上、家具上放置樟脑丸，6～8 小时后，人回家后，将樟脑丸收入塑料袋密封，打开门窗换气，随后吸尘、扫床、吸地板、家具、墙，将吸尘器里的尘土倒入塑料袋，立即扔掉。在衣柜里放入樟脑丸，穿过的衣服放进塑料袋，袋中放入樟脑丸。

★常用紫外灯消毒。注意，紫外光会损伤眼睛和皮肤，因此，人在房间内时要关掉紫外灯。

★用化学剂清理地毯和家具前，先在一处不明显的角落试用一下是否会引起脱色或损坏。

★简化生活可使清洁更容易。

★做清洁时要戴塑料或橡胶手套，防止环境中的病原体通过接触手再度进入身体，也防止病原体从手上脱落到环境之中。

床垫和床上用品

★给床垫子和枕头都罩上聚乙烯的套子，或包上塑料。有条件就把旧的都扔掉，新的也全部加套，并永不打开。

★先用吸尘器将床垫彻底吸一遍后，喷洒上 25%氨水，待干燥后，洒上一薄层硅藻土，然后套上防螨虫的床垫套子，或包上一层塑料，其上再撒上一薄层硅藻土后铺上床单。最上一层床单最好每天都换，特别是在皮肤病变活跃期。

★如果每周换一次床单，则每天或每两天用电熨斗缓慢地熨床单，也可以喷上酒精或 25%氨水，然后用熨斗熨。

★被子应用洗涤容易的腈纶被，在 25%氨水或漂白剂中泡过后，机洗，烘干。如果每日更换、漂洗被罩困难太大，可以每天早晨将被子叠起，在夹层间放入樟脑丸，然后装入塑料袋，扎起袋口。晚上将被子放入烘干机内烘烤 60 分钟。也可以把被子装入黑色塑料袋，置于朝阳的地方曝晒。

★枕头在经过氨水浸泡后机洗、烘干，外面套上一个柔软的塑料袋后再罩上枕头套，每天更换枕头套。

★每个星期至少用热水加氨水烫洗一次床上用品。

★买一个带盖的塑料大桶，每日更换的床单、枕套、被罩、衣服放入其中，倒入 25%氨水，泡上一、两天后，放入洗衣机，加强力洗涤剂洗涤，多涮洗两次，甩干后最好用烘干机烘干。

★用氨水或漂白剂泡洗，或煮洗房间所有纺织物品，然后烘干，不用的物品装入塑料袋中保存。

清理汽车

在座位、安全带、脚垫上喷洒 25%氨水或者美国市场上一种商标为 Lysol 的消毒液，然后洒上硅藻土（注意喷洒时戴防尘口罩）。最好每次使用过后都如此清理。每月吸尘一、两次。

宠物

★一个中药驱虫法：

将一把欧芹放入约 1 升水中煮十来分钟，去掉欧芹，待水冷却后分装，冻存。每次用约 15 毫升拌于宠物的食物中。给予欧芹水的目的是保持肾脏的流畅，及时排毒、排虫。在服用欧芹水一周后，方可给予黑胡桃壳酊剂驱虫。

黑胡桃壳酊剂：加入食物，猫每周 2 次，狗每天给药。按体重给药，如一个体重30磅的狗每次给3滴。

一周后再加用苦艾胶囊。用法：打开一个胶囊后捏取一小点儿，放在宠物的干粮上。再过一周后加用丁香，捏取一点儿，放在干粮上，把这作为喂食的常规，以后宠物就会自然养成吃它的习惯。

如果宠物呕吐或腹泻，你可能会看到其中有寄生虫。清理这些脏物时，先撒上盐和碘酊，5 分钟后再清理。对室外的脏物也用同样处理方法。清理后马上用酒精擦手，及时洗手。

★给狗身上抹满蛋黄酱，保持尽量长的时间后，用醋水冲掉，可以杀死狗身上的畜痒螨。纯蛋黄酱的成分是：蛋、油、醋。

★用福来恩。

★用 PineSol 牌洗涤剂与宠物洗澡液 1:1 混合，给宠物洗澡，待毛干后，在毛上洒硅藻土。

★狗窝的清理方法与清理汽车相同。

防虫

- 跳蚤会附于衣裤上被带入室内。居家附近如有流浪猫狗，或邻居家有猫、狗养在室外的，就不要把衣物、棉被晒于室外，从外面进入室内时要将裤子、裙子拍一拍后再进入室内。

- 不要接近流浪猫、狗。

- 由于跳蚤的幼虫及蛹多滋生于缝隙中，清除室内的跳蚤时，也要清理及填补地面和墙壁的缝隙。

- 为清除环境中的鼠螨，首先要消灭老鼠，然后喷洒氨水，消毒环境。

- 用香熏灯烧薄荷脑，熏 4 小时以上，也可以杀死一些螨虫。

- 把衣物放在冰箱冷冻室冻存 24 小时，可以冻死螨虫。

衣物

- 天然纤维的布料（棉、毛、丝）有利于真菌和寄生虫的生长，因此，患者最好穿化纤布料。

- 每天都换衣服，一件衣服没洗的话决不连穿两天。将衣物在强力洗涤剂中泡 1～2 小时后再洗，或者泡入硼砂和小苏打水中过夜。有人说用 Borax（硼砂）洗衣物不能杀死毛加粒丝，必须用氨水泡，热水洗。对于不怕脱色的衣服，也可用漂白剂漂洗。

- 有些不可能每次穿过后都泡洗的衣服可以在衣服里面洒上硅藻土后晾挂起来。请注意，有的硅藻土里含有除虫菊酯，是一种植物中的天然杀虫剂。购买时应注意选择不含除虫菊酯的硅藻土用于喷洒衣服里，以免除虫菊酯接触皮肤。也可以用 25%的氨水喷洒衣服里后用电熨斗熨衣服。

- 不要把干净衣服放在床上。干净的衣物均放入塑料袋中保存，塑料袋内放入一、二颗樟脑丸。

其他物品

- 鞋子内每天喷洒 25%氨水，也可以每天洒入硅藻土，或二者兼用。

- 经常清洗在室内穿的鞋，并热烘干。或者在室内穿可以用热水冲洗的塑料拖鞋。

- 皮包、手袋里放入樟脑丸，表面用稀释的氨水擦拭。

- 扔掉刷头发的刷子，只用梳子梳头发，不用的时候就把梳子泡在酒精里或薄荷酶清洁剂里。

- 用酒精消毒键盘、鼠标等常摸的地方。

- 每天换用浴巾和擦手毛巾。

- 清洁用的海绵和抹布浸湿后放在微波炉里转几分钟。

- 当氨水对于一些特别的寄生虫不能起到消灭作用时，可以采用煮沸、微波消毒或冷冻的方法杀虫。

自制消毒剂

★酒精 15 毫升、香柏油 5 毫升、薰衣草油 5 毫升、柠檬草油 5 毫升，在 200 毫升的喷壶中混匀，加满水，摇匀，用于喷涂或擦拭家具。

★将 21 滴广藿香精油、21 滴薄荷精油加入一个约 240 毫升的喷壶，加满水，再加入一些洗碗液，盖好壶盖后摇匀。用于杀虫、驱虫。

★佛手柑（Bergamot）精油：用燃香炉加热，也可以起到清洁空气的作用。用于清理地毯：15 滴佛手柑精油与 1 杯 Borax（硼砂）混合，放在塑料盒中盖好盖，过夜，这样 Borax 就能吸收掉精油，使地毯不被浸上油污。次日，将 Borax/精油混合物掸在地毯上，用干刷子反复刷匀，每次吸地毯前都这样做。

★稀释漂白剂：1 份漂白剂＋9 份水，可以用来消除霉菌。

第二章　第十九节　其他疗法

排毒疗法

活性炭：口服可以吸附肠道毒素，外用可使毛加粒丝被吸附至皮外。口服要在服用其他药物和用餐两小时前或两小时后进行。有吸附毒素作用的还有：小球藻、螺旋藻。

如有可能，每周至少做一次桑拿。每天散步或器械健身，以促进淋巴回流。

芳香疗法

将薄荷脑结晶散放在卧室和办公室，可以起到安定神经和止痒的作用。

催眠疗法

美国德克萨斯的一所大学 2011 年在 The International Journal of Clinical and Experimental Hypnosis（《国际临床和实验催眠杂志》）上，发表了采用催眠疗法成功治疗了一例毛加粒丝症患者的焦虑、抑郁以及其他症状的报导。该患者为女性，53 岁，2004 年开始注意到皮肤上长包，伴有焦虑、疲劳，并出现记忆力和注意力问题。2007 年，她的身上开始出现棕色的小颗粒，皮肤有灼痛感，并有丝线状的东西从皮肤冒出。她看了多个内科和皮肤科医生，都不见疗效。同无数个毛症患者的遭遇一样，她最后被打发到了精神病科。精神病科的医生先是给她开了氯硝安定，全无作用，之后又给她吃抗抑郁药，同样，症状得不到丝毫改善。她由于持续的疲乏、焦虑和皮肤异常所带来的寝食难安不得不辞退了工作。在接受了 6 次（每周一次，每次一小时）催眠治疗后，这名患者的各方面症状——包括皮肤出丝的数量都得到了减轻，在其后随访的三个月里，她的症状还有进一步的好转。这其中的机理或许是，用催眠的手段给病人以强大的心理暗示，帮她建立起了信心。

驱虫仪器

★Hulda Clark Zapper：它是由 Hulda Clark 博士发明的一种理疗装置，

它的实质就是一个直流电路板按预设频率向外发放低幅直流电。有两种形式，一种是有两个把手，使用时一手握一个；另一种是在同一面上带有正、负电极两块金属板，使用时可以放在身体的任何部位。有患者感觉每晚躺在床上进行 1 小时的 Zapper 是对他最有帮助的。也有的患者觉得 Zapper 没用。

装有心脏起搏器者不能用 Zapper。使用 Zapper 要缓慢开始，逐渐加时，视自身反应而定。

★臭氧发生仪：臭氧疗法也适用于治疗毛加粒丝症。选择带有通入油接头的臭氧发生仪，可以自制臭氧化橄榄油、椰子油，有患者将自己成功战胜了毛症的经验主要归因于内服外用臭氧化橄榄油和椰子油。

★远红外线桑拿：皮肤寄生虫，特别是疥疮患者，在远红外线桑拿后，进行淋浴时用狗浴液效果更好。

咬紧牙关，坚持就是胜利

抗病的征程何其漫长，老子说："千里之行始于足下。"

苏斯博士是美国家喻户晓的儿童文学作家。苏斯博士从没读过博士学位，"苏斯博士"只是他的笔名。他的第一本书被出版社拒了 27 次。我不觉得苏斯博士如此坚持不懈地投稿是抱着必胜的自信。一个人的心理再强大能有多强大？被拒十次估计就已经不敢相信自己的水平了。我猜，苏斯博士后来的想法也就是，闲着也是闲着，既然已经写了、画了，那就投稿玩吧。没想到，有一天，他在街上偶遇了一位老朋友，这个朋友不知是出于拉朋友一把的心理还是确实独具慧眼，愿意出版苏斯博士的书。自此，苏斯博士便一发而不可收，成了美国最著名、最受欢迎的儿童文学作家。苏斯博士说，如果那天他是走在街道的另一面，那么他这辈子断乎成不了作家。上帝喜欢不放弃的人。或者是，上帝被这种死磕的人搞烦了——算了，我真服了你了，我玩不过你，就给你想要的吧！

我最喜欢苏斯博士说的这句话，愿与读者分享：

Be who you are and say what you feel, because those who mind don't matter and those who matter don't mind.（做本来的自己，说自己的感受，因为在乎的人不要紧，要紧的人不在乎。）

作者自述

常忆儿时

我出生于辽宁省的一个煤矿小城，属于贫 N 代。小时候，家里的经济条件很不好，上顿下顿的高粱米饭、咸菜条、黄豆拌酱油。我二姐那时正值青少年长身体阶段，严重缺嘴，到处踅摸吃的，连我妈用报纸包着放在碗架子顶上的一个个棉鞋包都逐一抠个洞，巴眼看看里面是否藏着吃的。我对吃的没有二姐那样的渴望，就是总偷偷地眼馋小同学们的漂亮衣服。我前面有俩姐，所以穿的全是旧的剩落。一次与两个姐姐吵架，两个姐姐说，我穿的什么什么都是她们的，我就赌气脱下来，摔给她们。她们说一件，我就脱一件，到最后，留在我身上的，只有一个裤衩——谢天谢地，最关键的东西总算是我自己的。我那时尚且年幼，中性身材，不怕露点。我就这样，穿着唯一一件自己的衣服（要是裤衩也算衣服的话），露着一身的嫩肉，不住地痛哭流涕。等到我妈下班回来，见我赤条条的，不知是闹的哪门子妖，又把我臭训一顿。哎，当老幺可真不容易，有口难辩。这件事，我自己记不清了，都是后来我姐她们时而拿来当笑话讲的。我妈有时回忆起艰苦的过去，就一把鼻涕一把泪的，说对不起我们，净顾着支援娘家建设了，让她的孩子们没吃没穿的。其实在成年以后，我却是越来越感念少时的困难生活让我日后什么苦都吃得住，也感念我父母克己待人的精神让我容易对钱财放得下。

我特别怀念儿时的民风，那时候的社会治安多好啊！小孩子想上哪儿玩就上哪儿玩，很少着家，大人用不着担心，从没有谁家丢过孩子，也没有谁家的孩子被猥亵或性侵——那时候的大人可能想都想不出还会有这等事。吃晚饭的时候，孩子妈们就当街扯着嗓子吆唤孩子们的小名儿。妈妈们性格不同，吆唤的风格各异，相映成趣，一派淳朴和谐的社会景象。小孩子们家里都紧巴，没几个有玩具的，我们唯一的玩具就是扑克牌。邻近的几个孩子们最爱挨家儿地找老太太“打娘娘”。对面屋的大奶（可不是现在常说的那种大奶、二奶的“大奶”，就是个老奶奶，为了跟我奶奶以示区别，我们就叫她“大奶”。）最好糊弄，臭牌藏在好牌下面打出去，她常常看不出来。不过，大奶没有好喝的给我们小孩子。我们更爱找隔壁田奶"打娘娘"，田奶也爱跟我们玩，常常还给我们喝点儿她的果子露，可是田奶爱玩赖，小孩们总是合起伙来，擦亮眼睛防着她捣鬼。

有时候，真希望时间就定格在童年了，那时候虽然缺吃少穿，可是比起现在的蜜罐子里的孩子，快乐一点儿也不少。我儿子不论吃什么，都没有我儿时喝上两口田奶那黑乎乎的小茶杯里兑了水的果子露开心。

我人生最清纯美好的记忆留在了家乡。我多年未曾回去探望我生长的小城，都说它建设得与从前已大不一样，这就叫我更不想回去看它了——要回去也是要重温过去，不是想感受陌生。类似的原因，我对于拜会故友也缺乏热情，怕坏了记忆中那些纯真的印象，我们最情投意合的时候毕竟已经远去，相见不如怀念。我有一次怀旧之情泛滥时，去百度我高中时的好朋友——柳松的名字，居然找到了一张她在讲课的照片，真是莫大的惊喜。中学时候，我总觉着自己的内心不如柳松透亮光明，她怎么就能一天天总是乐陶陶的，只知道唱歌，甚至从没为高考发过愁？还有就是，她好像从来想不起说别人坏话。与她纯净如水的心灵相比，我那颗小心脏简直就是乌七八糟。我们俩每天一同上学下学，她在路上教我唱琼瑶歌曲、《红楼梦》插曲，给我讲电影明星的花边新闻。而我跟她说："别搭理你班那个长得像个屠户似的又黑又油腻的胖子，我看他瞅你的眼神不对。"或者，"SY 不是跟你说他有女朋友了吗，为什么还独自约你上花果山去玩？你就跟他去了？你怎么这么傻呀？再说都啥时候了，马上就要高考了！"或者，"XZ 要是再胡搅蛮缠给你写纸条，约你出去，你就告诉你爸找学校去。"你说我小小的年纪，咋就那么不单纯呢。不论那时还是现在，回想起来，我都很羡慕和欣赏柳松那柳条般的自然柔和、泉水般的清澈透明，还有她那艳若桃花的娇容。高中三年，我和柳松总是出双入对，她就像一株娇艳欲滴的郁金香，而我则像是长在郁金香旁边的一棵蒺藜草。和她比，我很自惭形秽，我自忖这就是我努力学习的一个动力。我上了大学，柳松去了师专；我大学没毕业时，柳松就当了妈妈，她老公——WP 是她高中的同班同学，是我曾经说了不少坏话，要她千万别答应的那位。在我的心目中，柳松不是一般男生配得上的。柳松儿子一岁的时候，我去看过她，她一脸的幸福。

日前，我又百度到了我小学五年级时一起演节目的好友——红红的照片，又是一阵惊喜和一通追忆。

梦想折翼

我小时候也是个有志少年，虽然更为热爱唱歌跳舞，但是在父母的"万般皆下品，唯有读书高"的教导下，上小学时就立下鸿鹄大志——长大要成为一名救死扶伤的白衣战士。带着这个崇高的理想，我一鼓作气，念完了医学博士，在学校受教育时间共达 21 年。成了博士，理想却没有小学生时崇高了，因为收入跟只念过小学的公共汽车司机差不多。

我读了 21 年的书也没读出黄金屋来，却依然痴心不改，认为自己的致富之路只有一条，就是靠读书。正因如此，我当年出国时带了半箱子 GRE 复习资料，觉着自己的土博士含金量不够高，打算再读个洋博士。到美国不多久，这份心思就被周围的朋友劝退了。我觉着，我这辈子净做傻卖劲、白费力的事了。我费劲巴力地把几摞书从新东方搬到我家——从新东方到我家老远了，我搬了两、三趟。又把这些书跨洋越海地搬到美国的伯明翰，不久又跨了几个州从伯明翰搬运到纽约，在纽约将这些书全部搬给了一个重庆妹子，终于完成了我的这一系列大搬运。也不知那个重庆妹子后来考 G 没有，希望我的这通折腾没有白搭，受益人不是我，是别人也值。

经朋友指点迷津，我看到了另一条读书致富之路——考"报"（美国职业医师执照）。为了未来的锦绣"钱程"，我甘愿头悬梁、锥刺股啥的。我暗下定决心，诚然我的记性不好，脑子不够灵，但是我肯卖力气，人家花两年时间干完的事，我可以花四年——乃至六年时间来干，不信我干不成的。我就这样踏上了漫漫的考"报"征程。

我立下考"报"大志后，不久就怀孕了。考虑到自己年纪不轻了，这样白天上班、夜里背书，别紧张出个妊高症来，还是放松学习，安心养胎要紧。儿子出生了，我又添了郁闷。我的宝贝儿子天生不馋，奇葩呀，说给谁听，谁都不信，偏说是我给他惯的。自打出生后第二天回到家，儿子就是饿醒了哭，撕心裂肺地哭，无论怎么喂，就是不吃奶，直哭得精疲力尽，昏昏欲睡了，才肯吃，没吃几口却又睡着了。所以，基本上，我从上次喂奶到下次喂奶之间只隔一个半小时，其中还有半个小时是安抚这个痛哭得像个气急败坏的小老头一样的宝宝吃奶。那时候，我纯粹变成了一头疲惫不堪的全职奶牛。我儿子一直难喂，后来改吃饭了，常常也要让我一天花上累计 5 个小时来喂他。我也只有在他小人家睡着后才能坐下来看书，听到窗外鸟都开始叫了才去睡觉，每天总共只能睡 5 个小时，不敢再少了，怕脑子会更笨。

　　果然如我所料，我这只笨鸟花了五、六年的时间才考完了所有的四大考试，这时候，却发现行情变了。在美国，只有做了住院医才有资格获得行医执照，而每个医院的住院医名额是由国家统一控制的，十分有限，并且都是先捡美国学生要。我考第一步时，非美国学校的毕业生只要是每一步都及格（76 分以上），总能够最终找个地方做住院医。待我四大考试都考利索时，形势就变成：外国（非美国）毕业生如果前两门不在 95 分以上，毕业没在 5 年以内，你就歇菜吧，没有医院会要你，连面试都不给，除非你有特殊的人脉。形势变化的原因不光是老美毕业生增加，更主要是学医的全世界各国人民都醒过劲来了，认识到在美国只有当医生才是稳当的生财之道，搞科研的最终只会走向穷途末路。许多外国人，医学院一毕业就奔着考"报"来了。

　　我第一年申请住院医时，心性蛮高，只捡自己喜欢的专业报，结果没一个地方请我去面试。到了住院医捡漏那天，发现捡漏的网站都被漏子们挤瘫了，可想而知漏子有多么多。第二年，我就成了着急嫁出去的老姑娘，饥不择食，大撒网，狠狠地砸上了一笔报名费，喜不喜欢的专业我都报。结果问者寥寥，我又没能把自己嫁出去。第三年，我就想只捡那名声不好的、老美不爱的专业报，这时，竟然连老美也不挑三拣四了。以前，病理科是外国人的阵地，老美不喜欢去。那年，我好不容易搭上了人脉，拖人举荐我到医院的病理科。面试时发现，当天面试的 8 个候选人中，除我一个亚裔，其他都是白人，其中居然另有 4 位都是该病理科的熟人。管理住院医的主任在面试我时，进门就说："这年月真是太疯狂了，一年比一年疯狂！我们只有三个名额，可是我们的门槛子都被挤破了。有个捐款人——给我们医院捐了一大笔钱——要我收个人，我一看，这烂成绩，也忒烂了，没法儿要啊！我是看你条件还不错才给你个面试，成不成，我一个人说了不算，还要看大家的意见。你得有其他的打算，千万别在我们这一棵歪脖树上吊死。"我倒是想多往几棵树上吊，可我上哪儿找能吊上去的人脉呀？

多年的梦想就这样断了，我的带儿子看世界的美梦算是泡汤了，别说看世界了，中国都难得一看，盘缠太难凑。为了自我感觉舒服点儿，我列举了许多不当医生的好处，比如，可以更多的陪伴儿子，这是再幸福不过的事。还比如，可以多睡会儿觉，养养身体。就我这小体格，真若去干住院医，每天只睡三、五个小时，只怕钱还没挣到手，人先倒下了。理想经得起夭折，可生命经不起。不过，人的心里总有两个小我，正当一个小我窃喜时，另一个小我跳出来，当头一棒："不求上进的，功名利禄的希望全成泡影了，还乐呢？瞧瞧人家都小鲤鱼跳龙门，当上了医生，进入了高上社会，你这泥鳅咋就这么差劲，扑腾了几年也跳不过去？！"

我读博士时，舍友——玉玮比我高瞻远瞩，那时，我的人生目标还是一代名医呢，她的目标就是出国。业余时间，她和她老公大老远地跑去新东方听课，付出了很多辛苦和花费。她说，她从新东方学来了一句格言：没有考 G 的人生是不完整的人生。可是由于军队的限制，我出国时她还未能出国。多年没有联系，但愿漂亮潇洒的玉玮已然如愿。或许，我该套用玉玮的那句格言，作一句聊以解嘲的感言：没有考"报"的人生是不完整的人生。

再接再梦

我来于尘埃，归于尘埃，逗留于世也是一尘埃，于天地间，不上不

210

下悬浮在半空，不知下一阵风又要将我带往何方。就这样年复一年的半悬着，唉，累呀，心累。我的人生即是如此罢，命为尘埃，注定飘浮。天地间更多的还是尘埃吧。自我安慰一点想，比之广漠的宇宙，地球也不过尘埃而已。我既生为尘埃，并不比其他的尘埃更为不幸，不论长短、不管轻重，都是过客。

我这粒尘埃在梦想中飘来飘去，我知道那些是梦，是不能指望的，但还是不断地做梦。白日梦是我这个失意者的生活调剂。眼下，我只想认认真真地快点完成这本书，我这辈子也就只能写这一本书了，不指望成名。可是，脑子中偶尔还会有美梦的火花闪现——要是天上掉馅饼，它能成为畅销书该多好啊，我就对儿子更有说的了："看见了吧，知识就是力量，好好读书迟早会有用的。"我正做着时隐时现的美梦呢，突然被叫醒了。人们告诉我，现在要出本书可难了，大家都不看书，改看手机了，十有八九，我得自己掏钱出书。啊？我为了潜心写书，辞了工作，收入全无，结果还得倒贴？这知识也忒赔钱了！以后再不敢写书了。

书写完后，我就只想找份工作，哪儿都找不到工作的话，去超市卖东西，我也能踏踏实实地生活，咋样不都是活条命呗。我从前认识一个印度老头——老萨米，本来在一所大学里任副教授，可是他的老板突然死了，老萨米又没有自己的经费，一夜之间，他就从副教授变成了无业游民。为了供养上学的孩子，老萨米甚至到超市去找工作，可连超市也不要他，嫌他手脚不麻利。老萨米以前一直是练脑子的，哪儿练过手脚呀。后来，还是一个巴基斯坦老头——查锐教授，感怀阶级友情，救老萨米于水火之中，将他纳入麾下，工资给个博士后水平，副教授的名分仍旧保留。老萨米体体面面地干到了光荣退休。

像老萨米那样得遇贵人的美梦，我可不敢做。我从来没有活得扬眉吐气过，所以，不惮以最为落魄的情况来设想未来。不过，我的白日梦还是要继续做。我梦想着供儿子上完大学后，我就回国，找个孤儿院去看小孩。或者……"要是咱们儿子也像扎克伯格一样，小小年纪发大财的话，我就让他给我投一笔钱，回中国开个孤儿院。"见老公没有一丝反应，我补充道："积德积福的事为啥不干？"

衷心感谢

愿借此机会倾吐、记录我对一些朋友无以回报、却心中永存的感激，祝愿好人一生平安。

感谢老孟

老孟是我大学时班里最优秀的同学，因为太优秀了，上到六年级时，竟被协和医科大学挖去读八年制了。老孟现在是美国的孟医生，是个干任何事都要倒出一腔热血的人。在我们陷入困境的时候，看得出来，老孟真为我们着急，甚至我们自己都已经麻木了，老孟还在那儿急着呢。老孟工作很忙，披星戴月，仍然时常打电话关心、慰问困境中的朋友。我虽不给老孟打电话，却对他的古道热肠铭感五内，愿与这样的朋友永以为好。

感谢亲家夫妇

亲家夫妇也是我的大学同学，亲家公跟我同一年级不同专业，亲家母跟我同一专业不同年级。亲家公当年是学生会主席，是我认识的人中情商最高的。亲家公虽然从政多年，我却从没感到他身上有官气。亲家母认真、上进，人也漂亮，额头和眉眼颇像我喜爱的明星蒋雯丽。我们两家在同一年分别生了男孩和女孩，当即定了娃娃亲。亲家母曾经赴美进修，在美期间，因工作出色，还带回国一项美中合作的科研基金。然而，亲家母这样一个不慕权力、一心只想做好学术、干好工作的超脱的有志之士，回国后却遭到年资、学历、学术都不如她的新任正主任的狠命挤对和为难，致使亲家母终于心灰意冷，远走他国。正主任一定不信还有不想当官的人，可真就有这样的人。亲家母赴美前已是科室的副主任，在美时获悉，时任科主任的她的博士导师即将升任院长，新主任待定。我那时问她要不要努努力，好回去当正主任。她说不要，她只想一心一意搞学术。亲家母若是那醉心权力的人，只要与本就得意她的导师稍做感情联络，哪里还会有现任正主任的事？

朋友多年，亲家夫妇给了我们很多帮助，他们那种时刻准备着为朋友效劳的情怀，让我感动而钦佩。

213

感谢小仵夫妇

　　小仵夫妇都是我的大学校友，当年在美国喜得贵子，宝宝虎头虎脑甚是可爱，被我抢认作干儿子。小仵夫妇——特别是小仵太太，为了帮我办理学位证明，费尽了周折。希望在我的母校，那些曾经在向国外机构出具我的学位证明一事上刁难扯皮的工作人员已经退休了，不良风气已经扭转了，不然就太丢学校的脸、太寒校友的心了，人家二类院校的网上都明明白白地写着：愿配合校友向国外机构做学位证明。小仵太太秀外慧中、办事认真，小仵大夫厚道实在、真诚义气，我对二人由衷地赞赏和感激。

感谢纽约的大姐们

　　我在研究所里结识的这几位大姐各有各的人格魅力，个个都是为了孩子留在了美国，委身于实验室工作。她们现在回国探亲时，常会听到昔日的同学、同事居高临下地说："你要是不出国，肯定比我混得还好呢。"这些大姐尽管自己在事业上不如意，可是依然挚诚地鼓励我、热切地希望我能当上医生。在这些真诚地祝福朋友、真诚地为朋友鼓掌的人的身上，我看到她们内心深处人格上的自信——你背 N 万元的包，我背二十元的包；你吃鲍鱼，我吃鲤鱼；你尽享奢华的生活，我安享简约的生活；你过的是人的日子，我过的也是人的日子；我跟你的钱财没法比，可我比你的人格一点儿不差。

感谢韩医生夫妇

　　认识韩医生之前，我先认识了她老公，我们曾在同一研究所工作。他是我们那座科研楼里中国人中有名的模范丈夫，为了支持太太考执照、做医生，包揽了带孩子和全部家务，再一次印证了这个公理：在美国，每一个第一代华裔移民女医生的背后，都有一个甘心奉献、热爱老婆孩子的模范丈夫。韩医生的老公不但相貌堂堂，而且脑子聪明，好像对什么问题都有研究——从生活中的到实验上的，人又热情，所以，同楼的一些中国人遇到问题都爱找他问。我的甲状腺上曾经长了个结节，我在所工作的医院做了个病理活检，得到的诊断却含糊不清。在朋友的建议下，通过韩医生的老公，我联系上了韩医生，请她帮我看一看病理切片。他们都没有一点架子，十分热诚、认真地帮我解决问题。

韩医生事业有成，却跟有些只想把同胞踩在脚下垫底的成功华人有别，她乐于帮助引荐中国人。她曾两次帮我向她的科室推荐。第一次，除我以外，还有另一个中国人请她推荐。那一年，她那儿的住院医名额只剩一人，而且，科主任已有心仪的人选，加上另一中国人的资历超过我，科主任说，就是给我个面试也不会选我。次年，考虑到我已经麻烦过韩医生一次了，不好意思再厚着脸皮麻烦人两次，我就没再找她推荐。在住院医录取过后的某天，我突然接到韩医生老公的电话，说她的科室刚刚增补了一个住院医名额，要紧急选人，她愿帮我推荐。

面试那天，先要旁听在读住院医的学术报告。那会议室的房间不大，只三排座位，我就坐到了最后一排。后来，进来一位面相有似电视剧《西游记》中的某个群众演员的短粗的印度大婶，让我去第一排就坐。我想，我一个来面试的毫不谦虚礼让地去坐第一排不合适，就没动弹，说："坐这儿也不错。"可是，"西游记"大婶的眼神一下子就显出了不悦。我心想，这大婶是干啥的？住院医吗？至于吗，这就生气了。

当主治医集体面试我的时候，我一进房间，看见"西游记"大婶也在座，原来大婶也是主治医?! 在座的几位主治医师都是女性，韩医生在其中身材高挑、气质精干、鹤立鸡群。各位主治医纷纷提问的时候，"西游记"大婶用如锥的目光盯着我，质问我对于病理专业的二心。我是有二心，别说二心了，五心六意我也有啊。我就是那急着把自己嫁出去的老姑娘，哪儿要我，我就愿意去哪儿啊。我在家也练过睁着眼睛表白我对病理科情有独钟，可是当我睁着眼睛面对的是"西游记"大婶那双像是在说"可把你逮住了"的眼睛时，我的诚实本性就 hold 不住了，嘴唇顿时重了二斤。韩医生见状，纵马而出，当当两句把"西游记"大婶顶了回去。

很遗憾，也很难为情，韩医生为我忙乎了一通，我也没能被录取。无法报答韩医生和她老公给过我的这些热情帮助，让我感到非常歉疚。

感谢刘医生

我曾经和刘医生在同一幢楼里工作，她老公那时已经做上了住院医，所以她有着更多的学习资料，她把她的资料都毫无保留地给了我。她考完试后，还当晚把回想起来的考试题记录下来，给朋友分享。8个小时的考试，350道多选题，她能回忆起百分之八九十，足见其聪慧过人，我自愧弗如。刘医生去做住院医后，我们就断了联系，几年之后，当她得知我在申请住院医时，主动帮我向她以前的主任推荐。她还曾试图将这个主任和我一同请到她家去聚会，以帮我沟通感情，结果因故未能实现。刘医生能有这份心情，我已经感激不尽了。

都说中国人不如老美自信，其实不尽然，有的人是嘴巴上的自信，有的人是骨子里的自信。刘医生和韩医生，她们都在无声地表达着她们骨子里的自信：我不需要通过你的倒霉、失败、砸锅来彰显我的成功，突出我的才智；我不需要把别人垫在脚底下来抬高自己的地位。

感谢我的儿子

没有我的儿子，我难能坚持把这本书写完。

我辞了职，决定专心在家写书。没两天，我儿子就对所住小区内的所有小伙伴广播，他的妈妈在写一本书。接下来的几天，儿子每天都问我："书写完了没有？""明天能写完吗？""怎么写得这么慢呀？还有几天能写完？""你怎么不快写呀？赶紧快写书去吧，我都等不及看了。"

此后，再问儿子长大了想干什么，儿子就说："像你一样，写书。"

被儿子推着，我倍感压力，上网看个花边新闻啥的都躲躲闪闪的，怕儿子看到。牛已经被儿子吹出去了，真怕辜负了他的信任，我再也打不了退堂鼓了，写得再困难也得咬牙坚持。何况，当妈的如果做事虎头蛇尾、光说不做，还怎么要求孩子呀。

不止如此，儿子总是我在最艰难困苦时的精神支柱。我尽管不信上帝，为了寄托对儿子的祝福，还是坚持每天晚上睡前为儿子祈祷——怕上帝听不懂中文，我都用英文祷告。我祈祷，我的儿子长成个胸襟开阔、慷慨大方、知道感恩、在顺境和逆境中都能以积极的态度客观地正视自己的人，跟老婆孩子过相亲相爱、平安是福的幸福生活。

2014年9月于坦帕

后记

与大社签约

2014 年夏，北京的一位朋友把我的书稿推荐给了中国一家顶级出版社的 S 主任，S 主任颇感兴趣，有意出版。不过，据她所言，在全社讨论和市场论证中的争辩异常激烈，对市场前景看好者寥寥无几，幸得 S 主任高谈雄辩，才使之终获通过。8 月初，我在出版社雄伟气派的写字楼里，与 S 主任签订了出版合同。那时候，我认定了 S 主任就是我的贵人，我还是平生第一次有着这么真切的得遇贵人的感觉——而且还是个如楼兰美女一样的漂亮贵人！

我向 S 主任询问了投稿格式和要求后，2014 年 10 月中旬将书稿 email 给了她。稿件发送后，S 主任没有只言片语的回复。我日日盼着、等着，想着我既然同时发给了她的两个 email 地址，应当不会有她没收到的可能。等了三个星期后，我就开始怀疑是自己的电子邮箱出了问题，不然，S 主任何至于连一句"稿件已收到"的话也不回呢？于是，我又将 S 主任曾让我准备的列有二十几人的姓名和身份证号的"支付稿酬作者信息表"发给了她。为收集二十几人的身份证号，我只好把亲戚们发动起来，知道的是出版社的要求，不知道的还以为我是变相向人炫耀我在出书呢。又过了 6 天，终于盼来了 S 主任的回信，要我将稿件格式改成小四号宋体字、1.5 倍行距后重新发给她。10 月初我问她投稿格式时，她只说用 word 文档，并没说这些要求呀！

等、等、等

2014 年 11 月中旬，我再次按照 S 主任要求的格式将书稿 email 给她，又如石沉大海，没有得到一言半语的回复。这次，我就不再怀疑我的电子邮箱了，而是偶尔脑子中会闪现一个疑问：S 主任应该平安无事吧？上帝保佑 S 主任平安无事！

编辑肯定是个长寿的职业，每个共事的作者都会不时地、全心全意地为她祈祷吧？就像我一样。

因为 S 主任曾经反复在信中表示她上有老、下有小、公务繁忙，我便不敢轻易向她询问书稿审理的进展了，怕打扰她，也不想给她更多的压力。等了一个来月，竟不见丝毫动静。12 月 6 日，我电邮 S 主任，含蓄打探稿件的情况，结果又像是对着星星说话，毫无回响。

2015 年 1 月初，我致信 S 主任，提出我对于封面设计的一些想法。这回终于得到了她的回复——谢天谢地，S 主任平安无事！

2 月初，我给 S 主任网购了一枚羊年纪念币，作为新春拜年。我不能不反思，S 主任这么不爱搭理我，是否还有其他因素？我长居国外，恐怕是疏忽了国内的礼数。18 天后，我收到了 S 主任发来的封面和封底设计初样，总算盼到了能与她就出书事宜交换意见的一天了！然而，自 3 月 9 日，我将关于封面设计和加副标题的最后意见发出后，我们之间又陷入了沉寂。虽然有了书皮，让人仿佛看到了一本书，可是我这心里终究觉着异样。有这样的吗？书稿交上半年了，还迟迟不见编辑审稿？出版合同上不是说，若无大问题，保证交稿半年内出版吗？

4 月 12 日，我实在忍不住了，就致信 S 主任，询问审阅进展，并对本书的不宜贻误的时效性晓之以理。

S 主任回复："……关于时效性的问题，我很理解您的看法，因此我一直在敦促进度，力求尽早出版，请您不必过于担心。……关于书名（加副标题）、封面封底勒口的建议，我仔细地考虑过并征求同行建议，结果大家意见不一，但我最终还是坚持要加一副标题（这涉及选题立项后书名变更的程序，为此需要各级领导审批，而且系统内各层面都要变更，费了不少劲总算完成）……"

在这种国家一流出版社工作起来就是这么不易吗？加个副标题都得排除万难？

S 主任信中还说："之前您提供的支付稿酬作者信息回执表，因第一行填的不是您作为本书作者的信息，而是委托作者的信息，还需要您补充一个代领稿酬委托书寄过来，方可进行下一步的发稿排版程序。同时，下面填的诸多身份证号中，有 6 个有误，烦请更正后再发来。"这段话，我到了 2016 年再读时，真是哭笑不得。

我谨遵 S 主任的要求，不敢耽搁，次日，跑到邮局用航空挂号寄出了代领稿酬委托书。

二审啊，二审

2015 年 5 月 25 日，等得发慌的我给 S 主任发 email："我一个多月以前寄出了代领稿酬委托书，不知收到与否。不知书稿的审理进展如何，三审过了几审？时间一个月一个月地过去，我的心情就越发地如过期妊娠的孕妇了，望您理解。"

次日，S 主任回复："本以为稿件能够顺利审完，接着就可发稿排版，但我们在细致审稿过程中发现了不少较严肃的政治性或科学性问题（具体已在文中以批注形式标出），我和审稿编辑们为此多次进行讨论，并请示相关专家和领导意见后，决定将审稿意见发给您，希望您尽快修改，或者直接在批注下方回复意见，然后发给我们再审。

"因此，崔老师您的心情我很理解，但现在看来还真不能太着急了，其实我也想快点出，尽快面世，好了却您我的心愿。但出版是个严肃的事情，尤其是 XX 社对图书质量管理越来越严格，已纳入一票否决的考核范畴，我们都很谨慎，这根质量弦绷得很紧的。"

经过漫长的等待后，我对于等来的 S 主任的话锋陡转已不觉吃惊。等待中，我一遍遍地告诉自己，我会乖乖地遵照编辑的意见修改。

一审基本没提什么意见。然而，二审，二审老师啊，与其说她（还是"他"？我只知其名，性别不详）在给作者提意见，倒不如说她是在给三审提意见。二审的批注中，"请三审老师把关本节的科学性"、"请三审老师审"、"请审"、"审此处科学性"、"是否妥当"、"可不可以这么说"、"科学性如何"、"涉及政治，是否删除"、"这样的批评会不会导致医患矛盾的加重"、等等，诸如此类的批注共计 43 条，这条条都是针对着三审的啊！真让人没法不猜疑这个二审是不是跟三审有仇啊？

二审在"二审登记表"中如是说（原文复制而来，无一字一符的改动）："目前全文存在重大科学性问题需要三审把关，就是所描述的这两种疾病，都带有争议，作者在描述争议时，用笔过于主观，且多处将医生与病人放在对立面，有误导读者自我诊断之嫌。本书稿还有几个问题有待审核：这两种病的诊断标准尚未明确；第二种病连病是否存在都是一个疑问；此外，验室检查和查体都没有特异性表现；文稿中没有对病症进行鉴别诊断；两者的治疗方案似乎无据可考，所推荐的处方药药物治疗属于超说明书或无适应证用药，硬要医生开的话，会让医生违反目前的处方管理规定；第二种病所推荐的外用涂物，有的是激素，有的对皮肤刺激性较大，不宜作推荐…上述问题已在文中批注，请审。"

这位批判本书"存在重大科学性问题"的二审本人的科学水平又是如何呢？

在二审屈指可数的几个表明自己观点的批注中，有这样一条针对书中提出的"恐艾症"有可能实为莱姆病的批注："不妥，'恐艾症'与莱姆病没有很多相关性。"。二审这话是要说"恐艾症"与莱姆病到底是没关联呢，还是有关联呢？ 即使"没有很多相关性"，只要有相关性，莱姆病也脱不了"恐艾症"的干系呀！再说，在迄今为止没有任何对"恐艾症"与莱姆病相关性研究的条件下，二审此言有何科学依据？又有何科学性？我提出"恐艾症"有可能是莱姆病的假设，是依据两者诸多相似的临床表现；而二审对我这一假设的否定却是全凭主观臆断，意欲彻底否定，毕竟无依无据，故而说出来的话含含糊糊、底气不足。

再看看二审的这条批注："文中多处提到酵母菌，此菌是否为'真菌'？"原来，这位鉴定科学真伪的判官却连酵母菌和真菌的关系都不知道呀！

发给太空的信

我连夜工作，逐句、逐条查看、答复一审和二审的批注和审查意见。5月29日，我给S主任回信，现原文（附件除外）抄录：

S老师：您好！

一审和二审老师对于文字的修改，我除了个别几处有异议，均予以采纳。我怕会因文件格式的差异出现乱码，所以没有在文稿中修改。两个附件是我对于批注的逐个回答，和文字异议处的说明。没有回答的批注，是我没有特别意见的，随编审的意。

从二审老师在小结中提出的意见，可见二审老师对我的书抱着一些不客观的、先入为主的否定态度。为了减少编审老师们对我的成见，我想做几点说明：

首先，关于我的为人和治学态度，我自信是个在学术上谦虚、谨慎、认真的人，因为这几点是我对自己做人的要求。我从不抬高和夸大自己的身份和经历，但我对自己的科学思维和科学素养不乏自信。我的书稿中能够体现我的科学思维和素养的一个例子是，在第二章第二节，我能够发现 CDC 的研究论文中存在的缺陷和漏洞，并有根据地加以质疑。如果一个学者不善于发现问题，没有独立的思想，一味跟随主流，人云亦云，那岂能算是个有科学思想和素养的学者？

其次，本书从书名——《小崔博士说怪病》——即可见它必然包含很多作者自己的思考、认识和感想；作者的博士身份标志着它有一定的学术水准，也标志着它不是权威。二审老师因为两个病都是带有争议的，而我没有支持主流派的观点，就因此说书稿存在"重大科学问题"，其实是不公正、不科学的。在学术界成明显两派的分歧中，一个学者，无论支持哪一方，在当时都不能分出绝对的对与错，因为各自都有各自的理。另外，我最新看到的一篇关于莱姆病的综述（http://www.ncbi.nlm.nih.gov/pmc/articles/PMC3879353/）中，已经不再提"主流派"这个说法，而是说，"医学界的观念发生了巨大转变"，可见"主流派"即将或已经成为过去式。而且，纽约州前不久也立法，肯定医生采用非正统疗法治疗莱姆病的合法性，这些事实都支持我在书稿中所站的立场。

再次，书中确实存在某些部分科学性不够强的情况，特别是第二章，因为研究资料少之又少，根本无法做到像对一个研究成熟的疾病那样科学性的阐述。但是，这不表明编写一个缺乏研究的疾病没有意义，相反，它比起写一个已被研究烂熟的病更有价值——没人到过的地方才有风景。为不失严谨和对读者负责，我也反复在文中表明，一些资料是有欠科学性的，有待研究。

下面是我对二审老师在"二审小结"中所述意见的反驳或解释：

意见 1. 二审老师说我"在描述争议时，用笔过于主观"：

不错，书中是有我的观点和学术倾向，身为学者若没有自己的观点，还能成其为学者吗？我发现 CDC 的研究存在问题，并有理有据地予以反驳，这应该属于科学分析的性质吧？二审老师若说我这是"过于主观"，那么，二审老师能够驳斥我的异议吗？二审老师在审稿中在此处没有对我的观点提出任何驳斥，这应当说明我的异议没有明显的无理吧。我既没有无理，却为何说我"过于主观"？况且，我并没有单单质疑 CDC 的研究，对于反对 CDC 的学者的研究，我也有指出其研究缺陷的地方，例如：第二章第二节，"莱姆病是否是始作俑者"的部分，我写到"这个结论不能让人心服口服"，并说明了理由；另一个例子是，在"弹尾虫理论"部分，我也写了"这个研究有欠说服力"。

意见 2. 二审老师说我在描述中"多处将医生和病人放在对立面"：

这个说法很不客观。我只是记述病人由于从医生那里得不到帮助，而造成医患之间的不信任和矛盾这种实际情况。它是由医学界对这些疾病的研究和认识不足导致的，是客观存在的，不是我刻意制造出来的。粉饰太平、避谈矛盾才是不尊重事实。何况，我并没有一味地批判医生，对于受病人喜爱的医生，凡我知道的，我也尽量例举出来了，可是，二审老师又说我"上下其手"（批注中）。我本是医生出身，而且一直为成为一名美国医生而努力，我对医生没有成见。但是，医生也是人，也会有认识和知识不足，也会有思想局限，我绝无丑化医生的意图，只是陈述我所了解的一些客观事实。

意见 3. 二审老师说："这两种病的诊断标准尚未明确"：

正是由于医学界对这两个病的认识时间短，研究少，而且疾病本身有特殊性，因而尚未有明确的诊断标准，这也是我所以称这两种病为"怪病"的一个方面。

意见 4. 二审老师说"第二种病连病是否存在都是一个疑问"：

书中详细论述了不能武断地否定第二种病真实存在的事实、依据和道理。真正的科学性不是只相信"专家"和"主流"，更何况，这里的所谓"主流"对这一疾病几乎没什么研究。真正的科学性应该是在缺少科学研究时，不毫无根据地否定一种很多人具有相似症状的疾病的真实存在。

意见 5. 二审老师说："实验室检查和查体都没有特异性表现"：

二审老师的这个说法与我的书中内容不符。对于莱姆病的特点和化验的敏感性，书中多有详尽阐述。对于第二种病，书中已明确说了，这些病人突出的特征是皮肤里面或下面有细丝，并可向外冒出，医生检查时用 30 倍的放大镜可查看到，而且，这已成为一些医生的诊断依据。

意见 6. 二审老师说："两者的治疗方案似乎无据可考"：

二审老师的这个说法不符合书中内容，我在书中明确说了，对于莱姆病的治疗方案是以"莱姆通"医生卜舟涩发布于 ILADS 网站上的诊治细则为蓝本。而且，在另一处，我也列出了另一本参考书。第二个病，因为十分缺乏研究，的确没有成熟的治疗方案可参考，所以，我在文中也用了大段的说明，明确表达了这里所述的方法有待研究；并且也明确表达了，之所以列出这些医生和患者的经验，只为使病人在绝望之时还觉着有路可走。我在为病人着想，也在注意严谨，没有忽悠病人的意图。

意见 7. 二审老师说："所推荐的处方药药物治疗属于超说明书或无适应证用药，硬要医生开的话，会让医生违反目前的处方管理规定。"

二审老师划线部分的意见，这种随意的假设和推断与本书内容毫不相干。更何况，我在编者的话中也明确说了，"若考虑采用书中的治疗方法，还要征询医生的意见，自我用药是有风险的。"

二审老师说"所推荐的处方药药物治疗属于超说明书或无适应证用药"，对这个观点我不敢苟同，但也没资格批判，毕竟，我不是治疗这两个病的医生。不过，我在书中，就我所知的资料，对于有些药物可能的不良反应也给予了一定的交待，当然，我的书中不可能包罗万象。而且，在书中多处也明确说明了可能的风险、或者我所存在的顾虑。

意见8. 二审老师说："文稿中没有对病症进行鉴别诊断。"

书中对莱姆病的鉴别诊断，虽没有详细地逐个陈述与其他疾病的鉴别方法，但是在"诊断"一节，有一段阐述了因为莱姆病是"超级模仿者"，与很多疾病相像，所以要注意与其他疾病的鉴别。对于第二种疾病，在第二章第八节中也有诊断与鉴别诊断的论述。

S 老师，我非常感谢您顶着压力推进书稿的审阅。我看到最初的编辑修稿日期是 4 月初才开始的，5 月分就进入了二审，可见若非您的大力督促，书稿的审理不知还会推迟几个月。

再次感谢！

信发出后便如同发给了茫茫太空，几个月过去了，不见 S 主任的回复。从 S 主任发来的审稿登记表可见，送交一审的时间是 2015 年 4 月 2 日，就是说，我 2014 年 10 月中旬给 S 主任投了稿，时隔半年才送交一审。问题究竟出在哪里？只有出版社的人才会知道吧，我是被蒙在鼓里的。

尽管 S 主任的上一封来信让我有一种不祥之感，可我还是安慰自己，三审不是还没表态吗？三审当是 S 主任吧？S 主任毕竟还没有提出过她的具体意见，到时候，全按她的意见改就得了。她说不能急，好，我就耐心等待，等待。

礼物收到与否

在我的等待中，又一个半年过去了。2015 年 12 月 1 日，我给 S 主任寄去了一个圣诞礼物——一条施华洛世奇项链和一张感谢卡，心想：你烦我写信催问，收了我的礼物总该给我回封信，顺便说道说道审稿进展吧。可是，我却连这封信也没等来。

2016 年 1 月 20 日，我实在按耐不住，厚着脸皮电邮 S 主任询问是否收到了我寄去的圣诞礼物，若没收到，我再寄一个。

1 月 22 日，S 主任终于来信：

崔老师您好！

收到了，您太客气了，谢谢！

关于书稿，因在内容仔细审读过程中发现不少问题，并曾给您发邮件以征求您的意见，后又经请示相关专家和领导，为谨慎起见，暂缓出版。因一直太忙未能及时向您说明，非常抱歉！希望得到您的谅解，后续若有希望我还会支持的。

祝一切好！

我以为蕙质兰心的楼兰美女原来是这样！

回看她在半年多前（2015 年 5 月 26 日）写给我的信，其实她早在那时就已经埋下了如何处置我的伏笔。不论我呕心沥血、长篇大论的回信多么有说服力，她早已打定主意最终用"专家意见"将我扫地出门。真有所谓的"专家"吗？为何在 S 主任的言语之中，"专家意见"空洞无物？合同签后悔了，不想出我这书了，或者嫌得不到好处了，或者嫌麻烦懒得做了，或者受不了二审的难为了，早早跟姐直说呀，姐也是个有自尊的人，绝不会纠缠要赖的，你又何必让我枉费周章？

为了表示我不傻，看得出来在被人耍，我 email S 主任：

S 老师：

您好！

恕我直言，我不明白"暂缓"的意思，缓到何时？还是我在被变相打发？我们签的合同算什么？我这一年多的时间在对您的信任和等待中被浪费了又算什么？我希望您能给我一个明确的答复。

祝好！

S 主任没给我回信，这在我意料之中，我本也没指望她给我回信。

2 月 2 日，我因欲联系另一家出版社，所以致信 S 主任，取消出版合同。

S 主任当日回信，全文如下：

崔老师您好！

　　因近段时间出版社中层干部竞聘后进行部门调整，我和新主任也在作工作交接，同时有新部门的工作我也在忙于应对，抱歉迟复。关于您要终止合同的决定，我尊重您的意见，但也表示遗憾。鉴于我们之间一直很友好的联系，我其实已把您当作好朋友一样来对待了，我很欣赏您的写作水平，认为您是一个很有潜质的作家，所以当初从我负责的部门角度特别力挺该选题（这些您和宏欢都见证过）。但未料到，在后来稿件内容具体审核过程中，尤其是二审过程中发现了重大科学性问题，这些问题反馈给您后，您也作了一一回驳。这些我还特意征求相关专家和领导的意见，最后一致认为须谨慎对待。出版确实是件严肃的事情，尤其是对于 XX 社，对书稿内容审核是很严格的，这点请崔老师多多理解。

我与 XX 社就此划上句号。哎，以后的圣诞节前我不用再发愁该给 S 主任寄什么礼物了！

该翻篇了

在朋友为我接洽另一家出版社时，我受到一位博主自己出书的启发，便打定主意不再联系其他出版社，如果这家出版社不成，我就自己出版。我自信我的书的水准，但不敢奢望出版社的眼光。虽然自己出版的书在人们眼里总像个私生子，可是能够免了编辑的干预——天知道你会遇到什么样的编辑呢？却正可以达到写作乐趣的最高境界——畅所欲言。

本书自 2014 年 9 月成稿后再无修改。两年的时间过去了，两年中，很多事情在发生、在变化。尽管好奇在这两年里医学界对这两个病的研究和认识有何进展，但是，身为业余爱好者，我没有时间和精力再去探索追踪了。我的人生不能卡在这本书上太久，就让它的时间停在 2014 年

9 月吧，我还得谋生、前行。

2016 年 7 月

www.ingramcontent.com/pod-product-compliance
Lightning Source LLC
Chambersburg PA
CBHW060449280326
41933CB00014B/2711